get it 轻知

8秒按压
告别疼痛

［韩］文乔埙 著

戚桂梅 译

U0219750

中国轻工业出版社

图书在版编目（CIP）数据

8秒按压告别疼痛 /（韩）文乔埙著；戚桂梅译. —
北京：中国轻工业出版社，2024.11

ISBN 978-7-5184-4325-3

Ⅰ. ①8… Ⅱ. ①文… ②戚… Ⅲ. ①疼痛—穴位
按压疗法 Ⅳ. ①R441.1

中国国家版本馆CIP数据核字（2024）第050007号

责任编辑：程　莹　　责任终审：高惠京　　　　设计制作：锋尚设计

策划编辑：程　莹　　责任校对：朱　慧　朱燕春　　责任监印：张京华

出版发行：中国轻工业出版社（北京鲁谷东街5号，邮编：100040）

印　　刷：北京博海升彩色印刷有限公司

经　　销：各地新华书店

版　　次：2024年11月第1版第1次印刷

开　　本：710×1000　1/16　印张：17

字　　数：200千字

书　　号：ISBN 978-7-5184-4325-3　定价：78.00元

邮购电话：010-85119873

发行电话：010-85119832　010-85119912

网　　址：http://www.chlip.com.cn

Email：club@chlip.com.cn

版权所有　侵权必究

如发现图书残缺请与我社邮购联系调换

221320S2X101ZYW

康复性训练的
所有秘密

"大家好！这里有康复性训练的所有秘密，这里是文老师康复性训练。"

这是我所运营的YouTube账号（文老师康复性训练）的开场白。虽然我每次都这样说，但这并不意味着我知晓康复性训练的一切，只是表达了我作为物理治疗师对康复性训练的一种意志。

在医院工作的时候，我遇到的患者大多是难以康复的重症患者。长期的康复性训练生活让患者意志消沉，连患者家属的意志也渐渐消磨殆尽，这样的情形屡见不鲜。即使这样，我也想向大家表达"一定会得到改善"的意志，"即使患者家属放弃，作为治疗师也绝不放弃"的意志。我想将自己所知晓的有关康复性训练的所有秘密告诉大家，这是我意志的表达。

离开医院做康复运动咨询的时候，我意识到一点，就是我在医院里遇到的患者只有10%。只有真正疼痛难忍的人才会去医院，而在日常生活中患有慢性疼痛的人的数量超乎想象。但是，他们对疼痛不太在意，总想着"这种程度应该很快就会好起来吧"，于是忍了又忍。直到疼痛难忍时，他们才来做康复运动咨询。

当疼痛加剧时，大多数人会上网查询自身所表现出来的症状。然而，很多信息只是针对如何缓解疾病。"我需要专家帮我确定疼痛是不是我所猜测的那种疾病引起的"，但是每次哪里感到不适就去找专家并不容易。于是，我决定写这本书。当你哪里感到不适的时候，当你做某个动作感到困难的时候，我希望这本书能给你提供一个你自己能够操作的解决方案，而不必每次都去找专家。同时，我也想提前告诉大家，当你一直忍受着某种不适感或者疼痛的时候，它会发展成一种怎样的疾病。如果你不知道，那么它会是一个危险因素，但如果你提前知道了，那么它就会进入你的可控范围之内。

我想出版这本书的另一个原因是，我想与更多的人分享我在探索人体的过程中所获得的知识，以及通过实践一点一点积累的有关身体和疼痛的见解。平时，作为治疗师和康复顾问，我与大家见面的时间是非常短暂的。其他时间则需要由你自己进行疼痛管理。当然，专家的责任是帮助患者在短时间内获得最好的治疗效果，但我认为，与此相比更为重要的是为患者制定策略，使他们能够自己进行疼痛管理。希望大家能够通过阅读这本书摆脱疼痛，迎接没有痛苦的幸福时光。

为你的健康加油！

物理治疗师　文乔埙

目　录

③ 仅8秒，按压神奇的疼痛按钮
按症状按压专属疼痛按钮实战技术

每天10分钟拉伸运动，从酸痛中解放出来
远离疼痛，增强身体柔韧性的各部位拉伸运动

打造终身无痛身体的特别程序

通过8秒按压疗法恢复健康的人们

案例1

曾经不能动的手臂
一下子就抬起来了

"一年来因为肩部问题我吃了很多苦，现在医生说得做手术，我真的不想做肩部手术，老师，您帮帮我吧。"

这位年过30岁的女性肩部疼痛已经快1年了，她与我联系，哭诉说"太难受了"。她说，肩部能活动的范围越来越小，由于肩部疼痛，能做的事情也越来越少，感觉对其他同事造成了影响，心里很愧疚。她的情况很严重，不仅手臂完全放不到背后，而且无论是从正面还是从侧面，手臂都无法抬到130度以上，活动范围明显少于肩部无异常者，疼痛也非常剧烈。这种情况是可以考虑手术的。但是，如果造成肩部不稳定的肌肉使用方法错误，那么即使做了手术，肩部的活动范围也是有限的，可能也会因此而受苦。而且，她也不想做手术。

　　她言辞恳切，我很想帮助她。我们先找到导致肩关节结构不稳定的原因，然后才进行锻炼。我们没有勉强抬高和拉伸肩部，而是先按压胸小肌和肱二头肌，降低肩部肌肉的紧张度，然后进行拉伸运动，以恢复肩胛骨运动。于是，肩膀轻轻地抬起来了，毫无疼痛感。好像难以置信似的，她反复将手臂抬起又放下。她现在在家也随时进行按压治疗和拉伸运动。目前，她的肩部疼痛及活动不便已经得到了改善，在日常生活中活动起来没有任何不适。

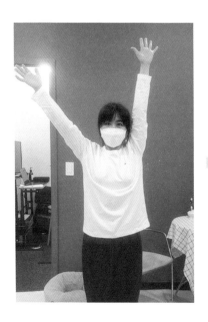 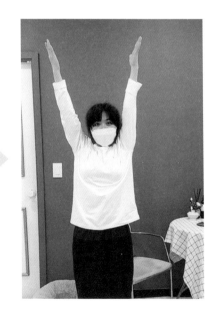

让步态都变得怪异的
脊柱侧弯得到纠正

　　13岁的男孩由其父母陪同来访，父母说儿子走路很奇怪。从远处过来的孩子步行时膝盖和脚踝向内倾斜。站立时，孩子一侧肩膀倾斜，坐姿也呈佝偻状。孩子说他的脚踝和腰部感到不适。

　　尽管膝盖和脚踝都内倾，但孩子比同龄人爱运动，更活跃。如果认为孩子正在经受因脊柱侧弯而引起的腰部疼痛，那么孩子又过于活跃了。因此，比起腰部，我更觉得其他部位有问题，我把注意力集中在骨盆的运动上。正如我所预想的，由于肌肉不平衡，肌肉无法将骨盆带到正确的位置。由于骨盆偏离了其正常位置，髋关节、膝盖，甚至脚踝也随之变形。为了解决这一问题，我告诉他们，首先要通过轻柔按压骨盆周围的肌肉使其放松。同时，我教给孩子一些可以消除不平衡的拉伸动作和生活中有助于改善脊柱侧弯的姿势。

孩子现在在家也坚持做拉伸动作。得益于此，孩子明显弯曲的
脊柱恢复到了接近正常的位置，腰部疼痛也几乎消失了。

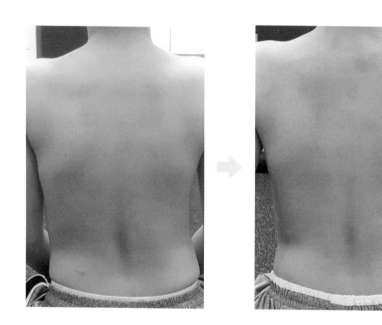

案例3

歪肩失衡
一步归位

　　看着推门而进的患者，我很是惊讶。他的右肩明显低于左肩。这是一位20多岁的开发人员，他向我诉苦说，由于肩部不平衡，他的颈部、背部甚至腰部都出现了疼痛。

　　"不管我做什么运动都无法平衡肩部。我想，如果做了自己想做的运动，会不会让这种不平衡变得更加严重，所以现在我连自己喜欢的运动都不敢做。"

　　其实，下垂的肩部只要做向上抬起的运动即可。但首先要考虑右肩下垂的原因，再来解决问题。他的身体状态如下：从右侧大腿根处产生的强烈紧张感使骨盆发生了旋转，而旋转的骨盆又拉扯着脊柱和肋骨，最终拉动肩部。但是因为他平时只试图改善肩部失衡，所以无论做什么运动，改善的效果都微乎其微。

　　首先，我们进行按压和拉伸运动，以改善下肢的肌肉状态。同时，集中精力通过正确的运动来平衡肩部，以便上半身的结构能够归位。我提出了一些在家里也能坚持做的运动动作建议，他一有时间就会认真执行。解决了肩部不平衡和疼痛问题的他，最近尽情地做着自己想做的健身运动。

他每次来见我的时候都会说："文老师不是物理治疗师，而是物理魔法师！"

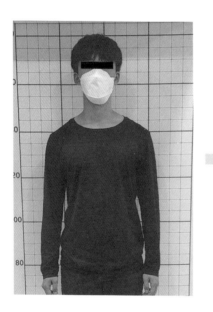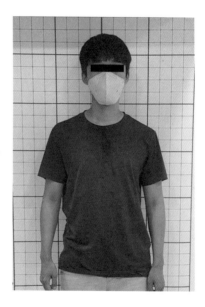

案例4

摆脱从小就备受困扰的
驼背和乌龟颈

"我头痛得厉害。吃了药也无济于事，非常痛苦。"

这是一位30多岁的女性患者，因剧烈头痛而来访。她从小坐姿就不太好，成年后因坐着的时间较多，还出现了驼背、乌龟颈的症状。虽然她到医院进行了注射和药物治疗，但始终不见好转。她也曾试图通过运动来改善驼背和乌龟颈，但同样没有效果。屡遭挫折之后，经过多方打听，她找到了我。

我查看她的身体后发现，她的驼背和乌龟颈的症状已经相当严重了。当我问她主要做了什么运动时，她的回答是"背部强化运动"。当然，为了让背部得到舒展，需要做强化运动。但是如果想要强化一个部位，那么与其相反的部位就要具有稳定性。但令人遗憾的是，她的腰部和骨盆支撑上半身的力量本身已经下降了。因此，无论怎么运动，还是重新回到其原来的状态，肌肉处于紧绷状态，头痛得不到改善。提高腰部和骨盆的稳定性是当务之急。同时，我提出了一些可以恢复背部活动、矫正颈部的按摩和运动方法。坚持物理治疗一段时间后，她高兴地说，用各种方法都治不好的头痛彻底消失了。并且，通过我教给她的运动方法，她自行进行疼痛管理，渐渐回归到正常生活。现在，她的驼背和乌龟颈已经得到了改善，几乎痊愈。

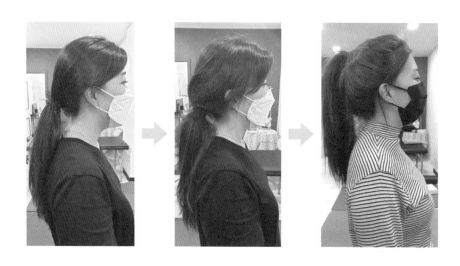

PART 1

找出身体疼痛的原因——
疼痛按钮

不知道怎么
就成了患者

　　一位刚满30岁的男性患者来访。他说自己是一名警察，落座的时候，他的右腿向前伸直，坐得不正。看到他此刻的样子，我感觉到他似乎哪里不适，估计是腰部。可能是长时间坐着的缘故。不出所料，他每天坐在巡逻车上的时间超过10小时。我问他每次腰痛的时候是用什么方法管理的。

　　"下车后做拉伸运动，稍微拉伸一下腰部。在持续疼痛的日子里，我下班后也会做拉伸运动。"

　　我已猜测到他会做拉伸运动，为了告知其情况的严重性，我再次问道："腰部本来就不稳定了，怎么可以再拉伸呢？"

　　常听别人说，"腰痛就做腰部拉伸运动"。但是，这一解决方法并不适合所有人。拉伸运动反而会加剧腰部疼痛。试想一下，一个久坐的人，其腰部和骨盆的稳定性已经下降，如果我们强行拉伸一个稳定性很差的结构，会发生什么呢？

如果把比萨斜塔想象成腰部，就很容易理解了。倾斜的塔处于稳定性下降的状态。若想使斜塔不再倾斜，则必须在另一侧给予很好的支撑。但是，如果有人将塔往一个方向拉会怎样呢？那时，塔可能真的会倒塌。如果是腰呢？幸好，我们的身体在稳定性方面设计得非常好。即使通过拉伸运动拉动一侧肌肉，另一侧肌肉也会坚持支撑着结构。但是，如果一直拉下去，结构就会崩塌，导致失衡，所以出现疼痛在所难免。因此，在这种情况下，需要的不是单纯的拉伸运动，而是增强腰部和骨盆稳定性的运动。腰部拉伸运动可以暂时放松肌肉，但是稍有不慎就会引发各种问题，所以先要弄清楚疼痛的原因，再配合进行拉伸运动和其他运动。

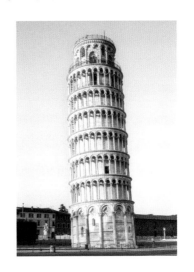

如果问患者哪里疼，大部分人都会准确地说出疼痛的部位。然而，如果问患者是在做什么时出现了疼痛，回答"不知道"的情况居多。在不清楚的情况下做的运动、过度的活动会使身体变得更糟，这样很多人就在不知不觉间成了患者。

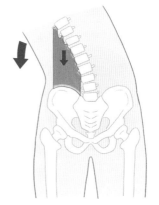

首先要
了解自己的疼痛

　　人们如果感到身体不舒服，就会去医院。我们想知道自己为什么会不舒服，但是如果不能准确地描述自己的症状，就不能指望从医生那里获得明确的答复。对于我们自己身体出现的疼痛，我们自己最了解。这需要我们自己察觉：是哪里疼？是怎么疼的？是从什么时候开始出现疼痛的？这样才能准确、快速地消除疼痛。

　　还记得小学刚开始学习写作时学习的"六何法"吗？按照"何人、何时、何地、何事、为何、如何"的方法来写作，就能将事情写得更加准确、更加细致。疼痛也是如此。最重要的是，要弄清楚疼痛是从什么时候开始的、疼痛的症状是如何出现的。比如，是否酸痛、是否发酸、是否有尖锐疼痛、是否有刺痛感、是否有响声等，这些都需要详细地了解。不同的症状是不同部位出现问题的信号：大多数情况下，"酸痛=肌肉问题、发酸=韧带问题、尖锐疼痛=神经问题、刺痛=关节软骨问题，有响声=肌腱或关节问题"。

我们还要密切关注做什么时能感觉到疼痛。要清楚是活动时出现疼痛还是静止不动时出现疼痛，如果是活动时感觉到疼痛，那么要清楚是在做哪些动作时感觉到疼痛。此外，如果感觉疼痛似乎是由某种原因导致的，那么就要找出该原因。首先要清楚自己的身体到底是哪里出现了疼痛，要能感觉到是何种疼痛，这样才能进行针对性治疗。先来看看我们自己平时的身体状况吧。

评估疼痛程度

颈部
- ☐ 颈部向后仰，后颈部会感到酸痛。
- ☐ 颈部前倾费力。
- ☐ 工作的时候，会不由自主地向前探头。
- ☐ 颈部疼痛的同时，肩部、手臂、手会有发麻的感觉。
- ☐ 颈部疼痛的同时伴有头痛，有时会恶心。

背部
- ☐ 一侧肩上抬。
- ☐ 从侧面看时，被肩部遮住，看不到锁骨。
- ☐ 抬起手臂时，肩部会发出响声。
- ☐ 长时间握紧拳头，会感到无力。
- ☐ 平时消化不良或感到呼吸困难。

腰部
- ☐ 保持平时坐椅子的姿势，触摸腰部，骨头会凸出。
- ☐ 在仰卧状态下抬起腿时，腰部会翘起。
- ☐ 站立时总是挺着肚子。
- ☐ 弯腰时，腰部后侧会有疼痛感。
- ☐ 扭腰时会发出响声。
- ☐ 早上起床时很难挺直腰部。

骨盆与髋关节	□ 走路时，骨盆会被推向一侧。 □ 髋关节发出响声。 □ 单脚站立不能保持30秒。 □ 有跷二郎腿坐着的习惯。 □ 裤子或裙子总是转到一侧。 □ 站立时，两脚的角度差异较大。
膝盖	□ 屈膝或伸膝时会发出响声。 □ 爬楼梯时，膝盖会有疼痛感。 □ 坐着活动时，膝盖会有僵硬的感觉。 □ 感到膝盖伸展过度。 □ 膝盖发生变形，呈O形、X形。
手臂与手腕	□ 使用鼠标时，手腕会感到刺痛。 □ 活动手腕时，会发出响声。 □ 早晨起床后，由于手指变得僵硬，无法握拳或无法伸开拳头。 □ 双臂向前伸直、手掌朝上的姿势很难保持。 □ 提重物时，肘部会感到疼痛。
小腿与脚踝	□ 小腿总是浮肿。 □ 走路时，脚趾不着地或不用力。 □ 走路时，脚踝不稳定或经常扭伤。 □ 抬起脚踝时，脚趾过度抬高。 □ 早晨起床迈出第一步时会感到酥麻。

评 价 每题1分，按不同部位进行计算

0分

你的身体很健康！

你平时将身体管理得很好。如果像现在这样生活下去，你会保持健康，没有疼痛。你需要一直关注自己的身体。

1~2分

你的身体比较良好！

虽然生活习惯带来的疼痛一个接一个地出现了，但是目前尚处于能够忍受的范围，可以说是处在生活习惯病的前期阶段。如果现在不进行管理，就容易出现很多问题。如果有不适感，但又找不到原因，建议听取专家的建议。

3分以上

慢性疼痛正在走来！

身体已经进入生活习惯病状态。不同部位的问题彼此影响，好像全身的结构都变形了。可能很快就会引发慢性疼痛，因此需要专家的帮助。

疼痛
是身体发出的危险信号

　　疼痛是一种令人讨厌、不适的感觉，但它也是发展到最坏情况之前，身体发出的一种危险信号。虽然肉眼看不到，但它是告知我们身体某处发生了异常的警告。但是，很多人对小痛会抱着"很快就会好起来"的心理，对其置之不理。直到有一天，感到局部酥麻或有尖锐的刺痛才会去医院。

　　事实上，疼痛不会以巨大的强度一次来袭。身体可能已经多次向我们发出警告，只是我们没有意识到而已。它是以一个部位出现胀痛或酸痛的方式来向我们发出信号。那么，为什么我们每次都没有察觉到疼痛呢？

　　我们的身体接受感觉存在一定的阈值。简单地说，就是只有在某种程度的刺激下，我们才能感知到这种刺激。过低强度的刺激很容易在我们还没有感知到的情况下就过去了。例如，我们可以舒适地听到声音的范围被称为"可听区"。但是，如果我们听到超过这个范围的巨响，就会触发保护身体的机制，我们会把巨响当作一种有害的感觉来接受，从而感到不适。一直以来，身体都有安全的"警戒线"，如果有超过"警戒线"的刺激进入，就会被判断为有害的刺激，让人觉得不适。而身体出于对自身的保护，会将这种不适转换成疼痛，发出信号。

存在的问题是，这种不适感是可以被适应的。对于长时间忍受疼痛的人来说，其接受疼痛的阈值比一般人高。因此，与其他人相似强度的不适感不会被他们视为疼痛。

最重要的是，要警惕对疼痛的适应。如果屡次忽视疼痛或胀痛等身体发出的危险信号，那么以后就有可能面临无法承受的剧烈疼痛。

如果不能提前
控制住疼痛会怎样

如前所述，我们的身体会快速地适应变化。这种适应是生存的必要因素，在外部危险因素无法消除的情况下，身体会自行适应危险因素的存在。因此，如果感到不适，身体结构会自行改变，活动模式也会改变，使人不会再感到不适或疼痛。但是如果这种情况反复出现，疼痛就会深藏于体内，使情况变得越来越糟糕。而努力隐藏的疼痛会在某一瞬间出现。这正是已发生改变的身体结构和模式产生另一种不适感的外在表现。此时，身体会再次通过疼痛发出信号，这次的信号比之前的信号更加强烈，这也提示了问题的严重性。这一次，不仅仅是身体某处感到疼痛、不适，而是疼痛得连动弹都很困难。

如果总是忽视我们身体发出的微小信号，那么问题就会像滚雪球一样越滚越大，直至变成剧烈的疼痛，这会直接导致疾病的发生。随着智能手机和电脑使用的增加，受手腕疼痛困扰的人日益增多。腕管综合征常发生在长时间将肘部放在办公桌上工作的人们身上，而这也是从感到轻微不适开始的。虽有轻微发麻的症状，却不去理会，反复使用手腕，不知不觉间剧痛就会找上门来。如果对这种情况置之不理，肌腱承受的压力就会逐渐增加，腕管会进一步变窄，甚至会出现需要做手术的情况。不仅是手腕，其他部位也是如此。所以，我们千万不要忽视早期产生的轻微不适感，即疼痛的第一个信号。

对于长时间反复变化的疼痛，我们很难找出其确切的原因。这是因为它经历了几次隐藏和改变的过程。因此，如果出现了疼痛，一定要找出原因并加以应对。

慢性习惯
导致慢性疼痛

疼痛大致可分为急性疼痛和慢性疼痛。急性疼痛是指直接损伤，即因某物伤到某一部位而发生疼痛的情况。在这种情况下，早期疼痛症状表现得较为强烈，但当受伤部位逐渐痊愈，疼痛就会逐渐减轻，最终消失。因此，仅通过各种医疗处理和休息就可以完全好起来。

相反地，也有持续经历不明原因的不适感的情况，我们将其称为"慢性疼痛"。慢性疼痛是持续3周以上反复出现的疼痛。慢性疼痛不是因为哪里受伤而发生的疼痛，所以也不存在痊愈的过程。慢性疼痛最大的问题在于不清楚其发生的原因。可以把它看作日常生活中错误的习惯对我们的身体造成的一点点、自己感觉不到的损伤。这种慢性习惯会引起慢性疼痛。

这种慢性习惯通常是由身体失衡造成的。那么为什么会出现身体失衡呢？有四个方面的原因。

一处的平衡一旦被打破，其余各处也会随之崩塌

平衡对于我们的身体而言非常重要。事实上，我们的身体是以脊柱为中心呈左右对称的，身体的各个部分有机地连接在一起。因此，一旦一个部位的平衡被打破，就会引发连锁反应，影响其他部位。

例如，在肩部或手腕受伤的人群中，有很多人在行走方面遇到了困难。上半身受伤影响到行走，这可能会令人费解。但是，从实际因肩部或手腕受伤而到医院就诊的患者来看，行走模式被打破或无法有效行走的情况有很多。

事实上，行走是一种非常平衡的运动。双臂和双腿交替运动，相关关节稳定旋转，才能正常行走。假设你的手臂打上了石膏，你这样生活了6周。在那段时间里，你行走时可能根本无法前后摆动手臂。这会导致脊柱和腿部的平衡被打破，行走模式也会随之改变。6周后拆下石膏会发生什么呢？你仍会试图从手臂以外的其他部位获得代偿作用（其他部位代替原有部位功能的工作）。如果对此置之不理，那么最终身体平衡会被打破，甚至腰部和髋关节也可能会出现不适。

错误的姿势会毁掉身体

这是我在KBS（韩国放送公社）节目《运动美食店》中担任导师时发生的事情。这个节目告诉人们如何纠正一个10岁孩子的脊柱侧弯。我们首先观察了那个孩子的生活情况。虽然孩子的运动量很大，他的脊柱却发生了变形，这是为什么呢？问题在于孩子的桌椅过高了。孩子使用与成人身高相匹配的桌椅，难以摆出稳妥的姿势。这导致孩子只使用了某些特定的肌肉来保持自己最舒适的姿势，从而发生了脊柱扭曲。

如果持续采用错误的姿势，我们的身体就会做出相应的调整以适应这一姿势。并且，随着意识到经过这样的改变后身体会变得舒适，肌肉和关节的默认值也会随之进行"优化"。这样，身体就会发出另一种失衡的信号，当这种情况反复发生时，姿势会变得越来越差。这是恶性循环的延续。

如果跷二郎腿坐着会让你觉得很舒服，那么你的骨盆很可能已有一侧向后旋转并发生了移位。髋关节的位置也会错位。此时，如果让你放松双腿坐直，你反而会感到不适。对于这种状态，我们认为"肌肉和关节的默认值改变了"。仅仅是跷二郎腿，身体却越来越扭曲，甚至身体干脆向一侧倾斜。最终，肌肉和关节的失衡会发展成身体结构的失衡。

只使用某一侧肌肉的习惯会使身体结构发生扭曲

　　长时间重复同样的工作或只使用某一侧肌肉的习惯，会使身体结构发生扭曲，从而诱发疼痛。这是因外部抵抗而导致身体发生变化的情况。学龄期的孩子有时会因为背书包的习惯而使身体发生扭曲。因为无论是长时间单肩背书包还是长时间双肩背书包，负担都会向一侧集中，从而导致一侧过重，而在这种情况下，就会出现肌肉失衡。如果一侧肌肉受到强烈的刺激而过度紧张并收缩，那么由于我们的身体要保持平衡，另一侧肌肉就会更加收缩。如果这种情况长期持续下去，肌肉就会误以为收缩的力量就是其自身本来的力量，于是在一般情况下也会牵拉骨骼。其结果是，随着肌肉紧张度的改变，脊柱也会发生弯曲。

　　使用智能手机的不良习惯也会使身体发生扭曲。平时用左手拿智能手机、颈部转向左侧使用手机的人，对这一姿势往往已习以为常。总是转向左侧看智能手机，会导致颈部的对称性被打破，使颈部肌肉出现慢性不对称。换句话说，在肌肉紧张的同时，人体下意识会将其认知为自身常用的模式，将其紧张的状态认知为正常，却不能将不对称认知为不对称，从而形成慢性不对称。经过长时间形成的慢性不对称导致疼痛发生时，如果不改变生活习惯，疼痛是不会消失的。

我曾经治疗过一位50多岁的患者，他经营洗衣店超过30年。他平时总是单手提着沉重的衣物骑自行车送货。由于长期采取用手抓着衣架将衣物背在背后的姿势，其脊柱侧弯变得非常严重。特别是他主要使用单侧手部和肩部，所以双侧肩关节的活动范围存在着很大差异。但是由于长时间保持这种姿势，仅靠手术是无法改善疼痛的。因而，他在进行减轻疼痛的保全性治疗的同时，还进行了放松缩短的肌肉、收缩拉伸的肌肉的康复治疗。所幸疼痛很快有所缓解。但他的脊柱结构仍需要每6个月检查一次。

　　如上所述，身体的结构失衡从外观上是不容易看出来的。如果在不了解的情况下放任不管，那么包括脊柱在内的其他结构为了代偿这种失衡，会再次发生扭曲。这种扭曲最终会诱发疼痛。

肌肉使用不当导致失衡

　　一般来说，当我们活动手臂和腿部时，我们首先会去尝试保持躯干的稳定性。这是我们从婴儿时期就开始掌握的经验。让我们想象一下婴儿爬行时的样子：保持躯干的稳定性，使其不向任何一侧倾斜，同时快速地活动肢体前进。

　　保持躯干稳定性的经验使我们在每次活动时，都能牢牢地控制脊柱，使它给予我们支撑。因为固定点很明确，所以即使快速活动，也能做出准确、精细的动作。

当我们活动手臂时，虽然看起来好像只是使用手臂肌肉，但其实在手臂肌肉收缩之前，腹部肌肉是最先收缩的。腹部肌肉是核心肌肉，其作用是稳定中心，即稳定脊柱。那么，脊柱的稳定是如何实现肢体的精细动作的呢？我们承受重力的身体是由"维持姿势的肌肉（抗重力肌）"和"具有运动性的肌肉（相位肌）"组成的。我们以为自己是站着不动的，但事实上，若想逆重力而动，"具有运动性的肌肉"就必须在"维持姿势的肌肉"稳定的状态下被激活。如果维持姿势的肌肉处在不稳定的状态下，只有具有运动性的肌肉被激活，那么身体的平衡就会被打破，运动的质量就会下降。因此，若想实现手臂和腿部准确、精细的动作，就必须在脊柱保持稳定的基础上进行肌肉的运动性激活。

如此重要的躯干，使用频率却逐渐减少。这是由于坐着生活的时间变长且很少运动。如此一来，不断使用的肢体的力量会越来越强，而躯干的力量会越来越弱。如果这种情况持续下去，躯干即中心就会减弱，而来自各个方向的拉力就会增强，从而导致身体的对称性开始出现偏差。此时，如果拉力也失衡，身体的对称性会出现更明显的偏差，使用肌肉的模式就会发生变化。

比如做抬腿的动作，即屈髋关节时，使用的主要肌肉是髂腰肌。髂腰肌是从腰部前侧连接至腿骨的肌肉，久坐会变短变僵硬，其功能将无法正常发挥。这样，起自骨盆并延伸至髋关节、大腿的股直肌，将代替其起到抬起髋关节的作用。股直肌是大腿前侧的大肌肉股四头肌的四块肌肉之一，是用来伸膝的肌肉。再加上还要完成抬腿的动作，肌肉自然会受到较大压力。那么会出现什么情况呢？不仅伸膝的动作会出现问题，屈髋关节的动作也会出现问题。

像这样，如果肌肉的使用模式发生变化，那么维持稳定性的各肌肉的使用也会发生变化，从而导致身体的对称性出现偏差，身体结构变形，并伴有疼痛。

按压疼痛部位
通常无济于事

　　当疼痛出现时，我们首先关注的往往是疼痛部位。这是因为，我们常常会有这样的误解，认为"疼痛部位=疼痛的原因"。正因为如此，我们会倾尽全力去揉捏或捶打出现疼痛的部位。我们有时会被那种爽快的感觉所迷惑，一周按摩一次，或一个月按摩三四次。当然，这种行为并非完全没有意义，但至少可以说它在持续管理疼痛方面犯下了一个非常低级的错误。直白地说，先触碰痛处是技术水平低的人所做出的一种行为。若非真的受伤，疼痛的原因往往在其他部位。

　　在疼痛治疗室工作的时候，曾有一位患者向我诉苦说他右侧腰部疼痛，每天都按时就诊，虽然进行了常规的电疗，但疼痛并没有减轻。反复收缩和放松肌肉的电疗有镇痛的效果，但疼痛没有减轻，这说明其原因可能在其他部位。我觉得应该尝试一下其他治疗，于是摸了一下患者的腰部。天哪！接受电疗的右侧腰部肌肉处于松软状态，而左侧腰部肌肉却隆起。我建议患者治疗左侧腰部，而不是右侧腰部。患者表示不解："为什么要治疗左侧腰部？"我对他说，如果长时间治疗右侧腰部后仍然疼痛，那么原因可能在其他部位，于是他开始治疗左侧腰部。治疗结束后，起身的患者表示疼痛感消失了，他感到很神奇。此前，每当双脚踩在地上时，他的腰部都会感到疼痛，仅经过一次治疗，疼痛就消失了。

如果疼痛不是由外伤引起的，那么直接按压疼痛部位可能会加重疼痛，这等于进一步揭开伤口。资历越深的治疗师，越不会先触碰痛处。其会首先找到疼痛的原因（引起疼痛的部位），然后集中治疗该部位。如果不消除疼痛的原因，就无法摆脱疼痛。我们要记住，必须找到引起疼痛的部位，才能进行根本性治疗。

找到疼痛的起点——
疼痛按钮

　　揉搓或揉捏疼痛部位，我们可以感觉到疼痛减轻。这是由于温和的刺激先于疼痛信号到达大脑而出现的现象。可以说是镇痛的效果。但只是镇痛而已，并没有消除该部位疼痛的原因，所以疼痛很快就会卷土重来。

　　所以，要找到造成不适的肌肉，即诱发疼痛的点。从现在开始，我们将造成不适的肌肉称为"疼痛按钮"。

疼痛的原因在其他部位

　　为母亲揉捏僵硬的肩膀，每个人或许都有过这样的记忆。明明昨天硬邦邦的肌肉已经变得柔软，今天肩部却又僵硬起来，问题出在哪里呢？如果肩部肌肉僵硬，则表明手臂在身体前侧使用较多。若想使手臂在身体前侧活动，就要在肩部后侧控制好肌肉。这一肌肉被称为"肩袖"。此外，肩胛骨应与脊柱保持一定的距离。但是，大部分人会在没有保持脊柱稳定的情况下大量使用手臂。这样一来，就会主要使用肩部最容易被使用到的上斜方肌，此处的肌肉就会变得僵硬。如果在这种状态下过度使用手臂，手臂的运动和重量会使肩部肌肉受到压力，并逐渐拉伸。最终，肩部肌肉在拉伸力量的作用下会更加收缩而变得僵硬。

当然，揉捏变得僵硬的肌肉会让其暂时变软。但一旦开始活动，它就会再次变得僵硬。这是因为肌肉僵硬的原因在其他部位。应当放松的是因牵拉肩部而缩短的肌肉，而非随着拉伸而变得僵硬的肌肉。将手臂拉到前面来使用的肌肉是"胸肌"。只有放松胸肌，才能消除肩部僵硬。

长时间坐着用电脑工作或看智能手机，后颈部会变得僵硬。这就是"乌龟颈"，严重时甚至会出现肩背疼痛，而大部分人认为疼痛的原因是肌肉僵硬，所以会通过认真揉捏颈部肌肉来进行缓解。看似好些了，但没过多久又回到了以前的状态。出现乌龟颈的根本原因在其他部位，而非后颈部。

如果头部长时间处于前移的状态，重量的平衡就会向前集中，颈部后侧的肌肉——上斜方肌和肩胛提肌就会被拉伸，并在此状态下完成支撑的动作。这样会导致上斜方肌和肩胛提肌强烈收缩，此时，我们会感到酸痛。相反，颈部前侧肌肉——胸锁乳突肌和斜角肌则会变短。缩短的肌肉失去了其原有的功能，在萎缩的状态下变得僵硬，而这种状态可以认为更有利于肌肉的缩短而非拉伸。在这种情况下，如果放松后颈部会怎么样呢？从颈部前侧肌肉的角度来讲，相当于为其争取了更多的可牵拉的时间。在后颈部的紧张状态得到缓解的瞬间，颈部前侧肌肉会抓住机会进行牵拉，使乌龟颈变得更加严重。疼痛虽然出现在后颈部，但疼痛的原因在颈部前侧肌肉。因此，只有放松颈部前侧紧绷的肌肉，使其变软，才能防止疼痛。如果想摆脱令人讨厌的疼痛，就要找到引起疼痛的部位即疼痛按钮并按压。

上半身疼痛按钮不在疼痛部位，而在其他部位；下半身疼痛按钮通常在疼痛部位周围

如果颈部、肩部、手臂等上半身的部位出现疼痛，其原因往往在其他部位。而下半身出现疼痛，其原因通常在疼痛部位周围。为什么上半身和下半身的疼痛按钮位置不同呢？简单来说，是因为上半身和下半身的功能不同。上半身专门用于"活动"，而下半身专门用于"支撑身体的重量"。

例如，膝关节的作用在于对下半身的支撑，而非运动。因为环绕膝关节的肌肉对下半身具有支撑作用，所以如果膝关节出现疼痛，首先要放松膝关节周围的肌肉。骨盆和髋关节也是如此。它们的主要功能是支撑体重，实现身体平衡，因此首先恢复其周围肌肉的状态非常重要。也就是说，如果出现疼痛，首先要放松支撑骨盆和髋关节的肌肉，这样才能恢复其功能，并减轻疼痛。

只有切断疼痛链，
才能摆脱疼痛

　　一位受脚踝疼痛困扰的患者来访。他说，他长期进行运动，但最近脚踝的活动范围明显缩小，脚踝逐渐出现僵硬的症状。他为了拉伸而运动，结果出现了疼痛。他以为是脚踝周围的肌肉出现了问题，于是做了一次详细的检查，但并没有发现问题。他诉苦道："医生说放松脚踝周围的肌肉就会好起来，所以我听从医生的建议，很努力地去做拉伸运动，但是症状并没有好转，反而出现了疼痛，甚至不得不放弃运动。"

　　听了他的倾诉后，我首先确认的是他的疼痛按钮可能是侧脑部位。你可能会觉得莫名其妙，但侧脑部位有一块肌肉叫作颞肌。起自足底和脚后跟，并沿着身体背面向上延伸的筋膜，止于颞肌。如果轻柔放松颞肌，患者的症状得到了一些改善，那么问题的根源就不是脚踝周围的肌肉，而是因生活习惯或肌肉使用不当而对筋膜造成的压力。对颞肌进行放松后，患者脚踝的活动范围扩大了，疼痛也随之减轻了。

我们的身体由肌肉、骨、关节等复杂地连接在一起。肌肉保护并支撑着骨和关节。此外，包裹肌肉的筋膜从头到脚相连。也就是说，我们的身体没有一个部位单独活动。就像肌肉与肌肉连在一起运动一样，疼痛也会接踵而至，如同一根链条。所以，脚踝疼痛可以通过放松颞肌来缓解，颈部疼痛可以通过放松大脚趾来缓解，而肩部疼痛则可以通过放松大腿来缓解。

另外，一个部位发生的疼痛会顺着疼痛链传递到其他部位，从而诱发其他部位疼痛。例如，如果久坐导致髋关节前侧肌肉髂腰肌变短，那么骨盆就会发生旋转，使腰部后侧的肌肉变得僵硬。这样，因发生移位的骨盆和髋关节的结构失衡，膝盖和脚踝也可能会受到影响，出现疼痛。因此，只有找到疼痛的起点，切断如蜘蛛网般延展的疼痛链，疼痛才能得以消除。

PART 2

能让疼痛瞬间消失的
8秒按压疗法

只需按压
就能摆脱疼痛

当肌肉僵硬时，大多数人会通过揉捏或捶打来放松肌肉。放松肌肉的方法有很多。根据肌肉的特点，适用的方法有所不同，通常分为6种，即抓捏、按压、拉伸、弹拨、揉搓和刮拭。不知你是否注意到，以放松肌肉为目的而使用的手法中并没有"揉捏"。当然，抓捏和按压结合在一起可能看起来像揉捏，但通常不同于我们所认知的揉捏。你可能会想：按摩椅不就是揉捏肌肉吗？但相比揉捏，将按摩椅看作专门用于按压和刮拭的器械或许更为准确。居家健身时，我们常使用的按摩球和泡沫轴是以放松肌肉为目的而诞生的代表性运动器材，利用它们可以进行按压、拉伸、刮拭。

细看这些器材，我们会发现，它们都有一种功能。那就是"按压"。而在书中，我所建议的消除疼痛的方法也是按压。为什么是按压呢？

按压肌肉就是给肌肉施加压力。当肌肉过度工作或被牵拉时，会受到压力，出于对自己的保护，肌肉会变硬。如果这种状态持续下去，运动性就会降低，肌肉就会变得僵硬，同时血液循环速度减慢，僵硬的肌肉压迫神经组织，从而出现发麻或刺痛的症状。

　　我们常说肌肉僵硬是疲劳大量积累的结果，这种说法从生理学上来讲也是正确的。如果肌肉为了支撑周围肌肉的拉力而过度工作，那么就会加重疲劳，血液循环就会变差，如此肌肉内就会堆积大量代谢产物。要想打破这种恶性循环，必须放松僵硬的肌肉。然而，放松僵硬的肌肉并不容易。只能进行间接刺激，就是通过按压来施加压力。此时，最重要的是找到引起疼痛的部位并进行按压。如果对"疼痛按钮"施加压力，该部位就会得到放松，变得柔软，肌肉的状态就会得到改善。同时，血液循环良好，肌肉内代谢活跃，堆积在肌肉内的代谢产物就能及时排出，人们就能摆脱疼痛了。当然，如果结合其他技法，效果可能会更好，但最简单有效的方法还是按压。

使按压效果
加倍的拉伸运动

　　让我们重温一下学生时代用黏土做手工的经历吧。刚开始的时候，黏土软软的，很容易揉捏，但是稍稍放置一会儿，就会凝固、开裂。在这种情况下，如果想再次使用黏土，我们应该如何做呢？我们要加一点儿水，再将其揉软。如果没有这个过程，突然拉伸变得坚硬的黏土，黏土就会断裂。肌肉也是如此。如果不放松僵硬的肌肉，盲目地通过运动进行拉伸，就会对其造成损伤或使其发生结构性变形。

　　让我们来看看发生疼痛的肌肉吧。肌肉可能会变得不活跃，或者正好相反，由于过度使用，肌肉可能会变得僵硬。那么，首先需要做的就是改善肌肉的状态。按压僵硬的肌肉，使其放松，令血液循环通畅，肌肉就会变得柔软。只有在这种状态下进行拉伸运动，才能安全地拉伸肌肉，并恢复其正常功能。如果对肌肉进行了正常的拉伸，就要通过反复收缩和放松的运动来激活肌肉。只有这样，才能像黏土恢复到原来的柔软状态一样，恢复无痛的身体。

如果我们身体某处出现了疼痛，一定要应用这个原理。应按顺序完成放松僵硬肌肉的按压、恢复肌肉正常长度的拉伸运动以及恢复肌肉正常功能的激活运动。只有这样，我们才能彻底摆脱疼痛。

按压疼痛按钮的
关键是"8秒"

　　为什么是8秒呢？如果理解了肌肉放松的原理，你就明白了。肌肉内有感知肌肉长度和张力（拉力或被拉的力）的神经，简单来说就是感受器。肌肉内有个感受器叫作"肌梭"，肌腱内有个感受器叫作"高尔基腱器"，它们可以反向利用肌肉的保护作用，起到降低肌肉紧张度的作用。换句话说，我们的身体可以承受一定程度的力，但如果施加的力超过某一限度，身体将无法承受，力会陡然下降。有时为了搬动看似很重的大箱子，我们用了很大的力气，但是实际上箱子比想象中的要轻。这时，感受器会启动，会根据箱子的重量来释放身体的力量。这是为了保护耗费了很大力气的肌肉和关节。这种机制也作用于僵硬的肌肉。如果按压肌肉感受器，肌肉会以为自己在拉伸，而如果拉伸时再进行牵拉，就会导致其受伤，所以肌肉会自行进行放松。这一过程是从按压后8秒开始的。也就是说，失去力量的瞬间是8秒。

众所周知，在肌肉和肌腱中，本体感受器抑制肌肉收缩而带来的放松是从6～8秒开始发生的。肌肉感受器向大脑和脊髓发送信号后，再发出信号让肌肉和肌腱放松，这需要6～8秒，所以按压8秒是最有效的。

　　但是要注意按压的力度。过强的刺激会引发身体的另一种保护反应。它是我们通常称为"僵直"的肌肉的急性反应，如果想象一下肌肉的挛缩，就很容易理解了。因此，按压的力度以稍微有不适感而又能忍受的程度为宜。如果我所能按压的力度是100，那么40～60的力度是合适的。如果此时有发麻或刺痛的感觉，就要减轻力度。

我们自己的身体是按压疼痛按钮的最佳按摩工具

放松肌肉最有效的工具就是我们自己的手，而非其他。因为它可以用最容易而又多样化的方式来传递力量。根据手形，有拇指按压、两指按压、四指按压、拇指和食指掐按、双手四指叠按、钩状手按压等。此外，我们的身体也已经配备了最佳的按摩工具，如尺骨、膝盖等。

那么，手无法触及的部位该如何按压呢？像背部、大腿后侧等手无法触及的部位，利用按摩球和泡沫轴进行按压，就能轻松刺激疼痛按钮。

拇指按压

拇指可以有效放松中号肌肉。不是用指甲末端，而是用手指第一指节的指腹轻柔按压。按压至指甲发白的程度为宜。此时，手部不要用力过大，避免手腕扭伤。

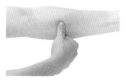

两指按压

两指是在压迫肌肉的同时进行刮拭的好工具。

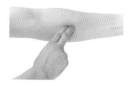

四指按压

可以垂直按压大腿肌肉、背阔肌等大面积肌肉。与两根手指相比，按压的范围更广、深度更深，所以在放松肌肉方面更加有效。

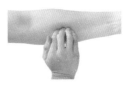

拇指和食指掐按

可以有效放松细长的肌肉。

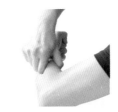

双手四指叠按

对于较大的肌肉或位于身体深层的内肌，采用双手四指叠按，可以更细致地放松。以下面的手为支撑，上面的手可以施加压力，适用于多块肌肉层叠分布的部位。

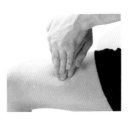

钩状手按压

钩状手形似要用手接水时的样子，在减轻手或手指疲劳的同时，也适合按压肌肉。

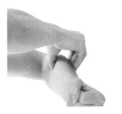

用前臂骨按压

尺骨（前臂的稳定骨）位于前臂内侧，它可以有效按压较宽的部位，相当于在体内放置了硬硬的泡沫轴。

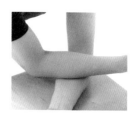

用膝盖按压

膝盖结构坚硬，按压深层肌肉非常方便。但是，按压的感觉相对尖锐，使用时要非常小心，以免损伤软组织。

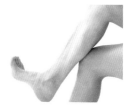

用按摩球按压

背部或大腿后侧部位可利用按摩球来放松。并非一定要躺在地上，可利用墙壁将按摩球固定于背部，或者坐在椅子上，将按摩球定位于大腿下方，然后利用自身体重轻轻按压，效果非常好。

用泡沫轴按压

对于手无法触及的部位来说，这是一个绝佳的工具。特别是用泡沫轴轻柔滚动大而厚的部位，即使在很短时间内也能轻松放松肌肉。

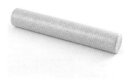

8秒按压疗法的
5种效果

简单易行，一个人也可以做

8秒按压疗法无须准备物品。方法也不难，不需要持续练习或掌握。有两只手即可。只要准确地找到引起疼痛的部位，按压8秒即可。简单易上手，即使是第一次做的人，只要看图就能马上跟着做。而且，按压的力度是可以自行调节的，所以很安全。放松肌肉时，如果力度太弱，则不能充分放松；如果力度太强，反而会令肌肉紧张僵直。因为我们是用自己的手按压身体，所以可以找到最佳的力度。

在很短的时间内，疼痛得到明显缓解

如果不能在很短的时间内缓解疼痛，那么疼痛就会不断地折磨我们。这是一条通往慢性疼痛的路。特别是在没有弄清楚疼痛原因的情况下，采取临时措施吃药或者按摩，疼痛一定会再次找上门来。要想切实缓解疼痛，就需要采用8秒按压疗法。只要找到正确的疼痛按钮，按压8秒，肌肉就会得到放松，立即出现好转。无须按压30秒或1分钟，无须强力按压或捶打。这是一种通过按压引起疼痛的部位来缓解疼痛的方法，在很短的时间内肌肉就能得到有效放松，疼痛也可以消失。

不拘于时间和地点

疼痛会不分时间与地点突然而至。睡一觉起床的时候，在公司加班的时候，静静坐着看书的时候，我们都可能会感觉到疼痛。无论何时何地，当疼痛出现时，我们都需要一种可以立即缓解疼痛的方法。8秒按压疗法是好选择。本书介绍的方法可以站着做，也可以坐着做。我们只需放松8秒，集中精力在身体上按压即可，因此受姿势影响不大。对于手无法触及的背部等部位的按压，只要有墙和按摩球，也是完全可以的。

随着对身体认知的增加，可以找到身体的平衡

8秒按压疗法是一种在刺激感应肌肉长度和张力的感受器的同时，放松肌肉并恢复和激活肌肉功能的方法，所以它可以唤醒我们对身体各个部位的感觉。用专业术语来说，就是"身体图式"，它可以进一步强化本体感觉，如我们可以更好地感知我们的身体处于何种状态、如何运动等。它可以帮助我们找到身体的平衡，随着身体各部位感觉的恢复，身体状态也会很快恢复。

压力消除，疲劳得到缓解

如果肌肉变硬，周围的肌肉和组织就会受到压力。这样，紧张度就会增加，肾上腺会分泌压力激素皮质醇，从而导致新陈代谢速度减慢，疲劳感增加。此时，如果放松僵硬的肌肉，皮质醇的分泌量就会减少。也就是说，只要按压肌肉，就能自然消除压力。另外，如果肌肉得到放松变得柔软，血液循环就会变得通畅，堆积在体内的代谢产物就会排出，疲劳很容易得到缓解，身体就会富有活力。

PART 3

仅8秒，
按压神奇的疼痛按钮

按症状按压专属疼痛按钮实战技术

按压

背部
酸痛、
头部
疼痛时

药物也无法缓解的头痛原因
胸锁乳突肌

当医院无论怎么检查都查不出头痛的原因时，通常会将原因归咎于压力。虽然都知道要调节压力，但大多数人并不知道应该如何调节。其实有一种简单的方法可以解决这一问题。那就是按摩。当我们感受到压力时，放松僵硬的肌肉，可以帮助我们缓解头痛。

当我们感受到压力时，颈部和肩部的肌肉会紧张。此时，颈部的肌肉中，有一种肌肉会严重牵拉能诱发疼痛的肌肉，而不是直接诱发疼痛，它就是胸锁乳突肌。胸锁乳突肌起自胸部并斜穿颈部向上延伸至耳后，起到点头和屈颈的作用，也起到前拉下颏的作用。当我们感受到压力时，胸锁乳突肌会过度紧张而将颈部向前牵拉，下颏因此而抬起，后颈部肌肉会变得非常僵硬。在这种状态下，单纯放松后颈部肌肉会怎么样呢？胸锁乳突肌会更强烈地牵拉后颈部肌肉，从而导致头痛加剧。

因为落枕导致颈部无法转动
斜角肌

当睡醒后发现颈部突然无法转动时，我们会说"落枕了"。出现落枕时，我们通常会觉得颈部又酸又硬，严重时会出现疼痛，使颈部难以向侧面转动。

如果颈部歪向一侧睡觉，则容易落枕，原因在于颈部前方的斜角肌。如果采取颈部歪向一侧的姿势睡觉，那么一侧的肌肉会保持过短的状态，而对侧的肌肉则会长时间保持过于拉伸的状态。这样，肌肉就会认为此状态就是它本来的状态。于是，早晨起来，将颈部带回原位的瞬间，肌肉会突然产生强烈的收缩，此时落枕就出现了。

斜角肌位于颈部深层，平时很难找到，但如果落枕了，就能准确找出疼痛部位。将手指轻轻放于胸锁乳突肌后部和上斜方肌之间，沿对角线活动颈部，可以感受到肌肉在拉伸。如果落枕了，往往要苦熬一个多星期，所以一定要在疼痛出现的时候立即放松斜角肌，这一点非常重要。

引起视力下降的意外因素
枕下肌

长时间盯着电脑显示器或智能手机屏幕，眼睛干涩的话，视野会变得灰蒙蒙的。可能我们会认为这是用眼过度的缘故，但事实上这是颈部后侧肌肉枕下肌紧张，妨碍了脑部的血液循环而表现出来的症状。

枕下肌是我们身体中距离大脑最近的肌肉。枕骨下方有一个凹进去的空间，枕下肌就位于该部位。前面提到过胸锁乳突肌会牵拉后颈部的肌肉而引起头痛，而此时被牵拉的后颈部肌肉就是枕下肌。

既然是眼睛疲劳，那为什么要谈肌肉呢？这是因为枕下肌与视力有着密切的关系。枕下肌由头后大直肌、头后小直肌、头上斜肌和头下斜肌组成。这四对肌肉构成了枕骨下一个叫枕下三角的空间，枕下神经和椎动脉从其间经过。如果枕下肌紧张，枕下三角部位就会变窄，椎动脉就会受到压迫。这样，小脑和大脑枕叶的血液循环就会不顺畅，从而导致视力下降，并伴有头痛、恶心和眼睛压痛。

后颈部过于酸痛
肩胛提肌

整天坐着学习或工作的话，后颈部会酸痛。如果向两侧活动颈部，转动肩部，仍然感到肩部和后颈部酸痛不适，那么就需要放松肩胛提肌。肩胛提肌是从颈椎延伸至肩胛骨内侧的肌肉，其作用是上提肩胛骨，肩胛骨就是我们通常所说的"蝴蝶骨""肩骨"。它是将对侧手的手指放于颈部与肩部的交界部位后耸肩时能触摸到的凸起的肌肉。

此时，你可能会感到诧异。仅仅是坐着而已，为什么肩胛提肌会僵硬呢？虽然肩胛提肌是用来上提肩胛骨的肌肉，但其实更多的时候它被用作承受头部重量的姿势保持肌。它附着于肩胛骨和颈椎部位，起到支撑头部重量、限制头部过度向前方移动的作用。因此，头部越向前移动，越需要用力地抓住颈部的肩胛提肌，肩胛提肌会因长时间保持紧张状态而变得僵直。

下面以钓鱼为例，对此进行更简明的讲解。当鱼很重或者鱼试图逃跑时，垂钓者会用力支撑。在这种情况下，压力将由鱼竿全部承担。现在，我们把鱼竿想象成颈椎，把垂钓者想象成肩胛提肌，把鱼想象成头部。当我们坐着办公或学习时，头部会向前移动，此时颈部随头部一起向前移动，这由肩胛提肌来控制。但是随着姿势的维持，颈部会进一步向前低垂，肩胛提肌所承受的压力就会更大。如果长时间反复维持这种紧张状态，最终会导致肩胛提肌变得僵硬。

经常有人说你驼背
胸小肌

如果自己驼背了，一定要放松的肌肉就是胸小肌。驼背被称为"国民姿势病"。驼背不仅影响外貌，还会使背部肌肉变弱，诱发乌龟颈和脊椎疾病。颈肩疼痛就更不用说了。

那么，背部为什么会向前弯得圆圆的呢？从结论来讲，是因为位于胸部前侧的肌肉，即胸大肌下深层的三角形胸小肌变短了。胸小肌收缩变短，不仅会导致驼背，还会导致圆肩，使手臂难以向后伸展。要让手臂向后伸展，手臂必须内旋，肩胛骨必须前倾。但是，圆圆的肩部已无法再内旋，肩胛骨也无法再前倾。再加上胸小肌缩短后，位于背部的菱形肌会不断拉伸，导致背部和肩部越来越圆。

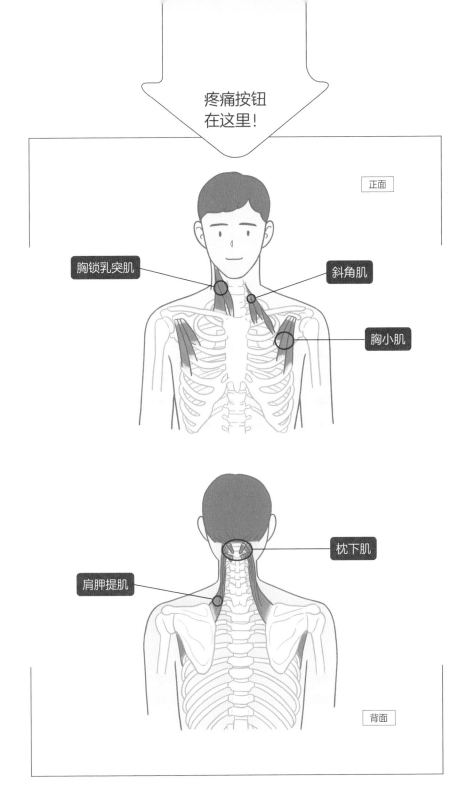

被头痛困扰时
胸锁乳突肌

侧面

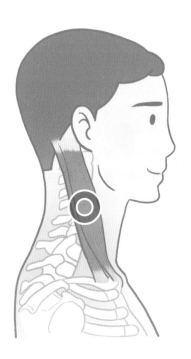

寻找肌肉

这是从耳根向胸骨和锁骨方向斜着能触摸到的肌肉。将头转向一侧后微微低头，可以很容易地找到胸锁乳突肌。

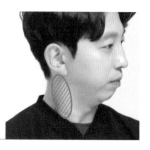

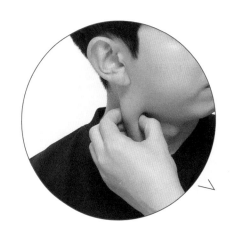

按摩工具

拇指与食指

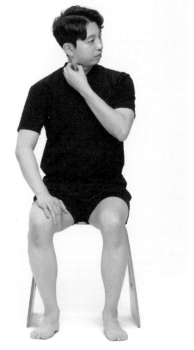

注意事项

胸锁乳突肌附近有很多通往手臂和脑部的神经和血管。如果强力压迫，可能会对颈动脉和神经造成损伤，所以要轻柔按压。如果感到发麻或头晕，应立即停止。

1 将头转向左侧，然后微微向前低头。

2 用拇指和食指掐捏右侧颈部倾斜凸出的胸锁乳突肌上方，保持8秒。

3 下移3厘米左右，采用同样的方法按压。

　Tip 要用较弱的力度缓缓按压。沿胸锁乳突肌上下移动位置放松，效果更佳。

4 将头转向右侧，然后采用同样的方法按压。

落枕时

斜角肌

側面

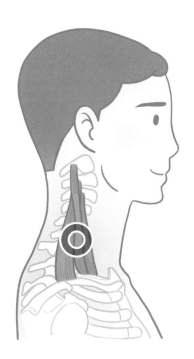

寻找肌肉

斜角肌是位于颈部两侧凹陷空间内侧深层的肌肉。
将头转向左侧，然后将右手放于头部右侧，右手和
头互推，即可找到右侧斜角肌。

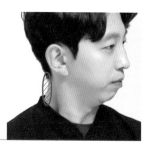

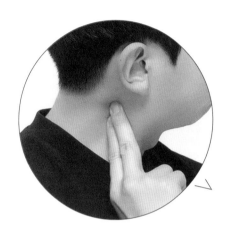

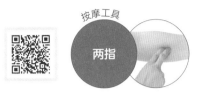

两指

注意事项

斜角肌是非常敏感的肌肉，和胸锁乳突肌一样，通往手臂和脑部的神经都会从此经过，所以如果强力压迫或揉搓，可能会对神经造成损伤。按压时动作应尽可能轻柔。

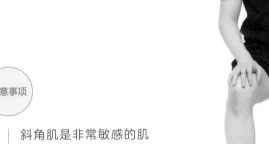

1 将头转向左侧，用食指和中指两指轻柔按压右侧胸锁乳突肌后方的斜角肌8秒。

2 下移3厘米左右，按压8秒。

3 将头转向右侧，然后采用同样的方法按压。

眼睛疲劳时

枕下肌

背面

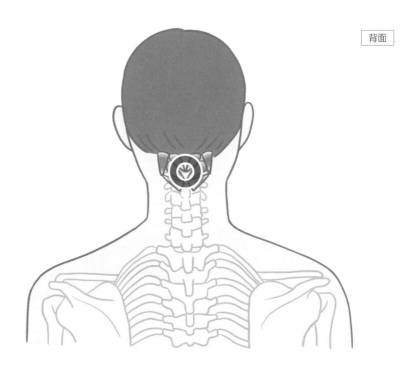

寻找肌肉

枕下肌是环绕我们大脑的头骨中连接上颈椎（后头骨和第一、第二颈椎）的一块很小的肌肉，位于枕骨下凹陷的部位。双手十指交叉放于后脑勺上时，双手拇指所处的位置就是枕下肌。

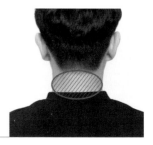

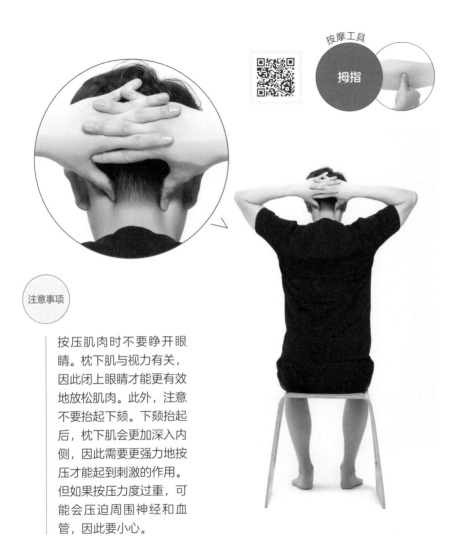

按摩工具

拇指

注意事项

按压肌肉时不要睁开眼睛。枕下肌与视力有关，因此闭上眼睛才能更有效地放松肌肉。此外，注意不要抬起下颏。下颏抬起后，枕下肌会更加深入内侧，因此需要更强力地按压才能起到刺激的作用。但如果按压力度过重，可能会压迫周围神经和血管，因此要小心。

1 双手在十指交叉的状态下，轻轻包裹枕骨。

2 用双手的拇指用力按压枕骨下凹陷的部位8秒。

   Tip 此时按压力度不宜过轻或过重。就像在纸上盖拇指章一样，按下拇指时指甲变白的程度比较合适。

后颈部酸痛时

肩胛提肌

背面

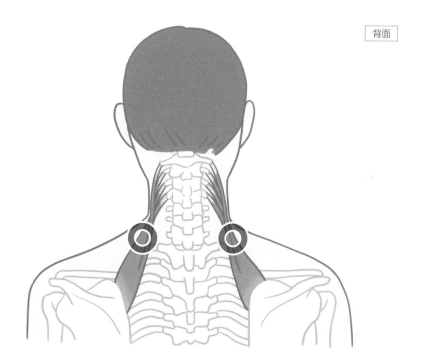

寻找肌肉

肩胛提肌是从颈椎顶部延伸至肩胛骨的肌肉。将对侧手指的指尖放于肩部上可触摸到的凹陷处，耸起肩，就可以触摸到收缩的肩胛提肌。

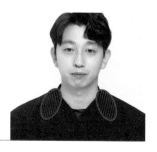

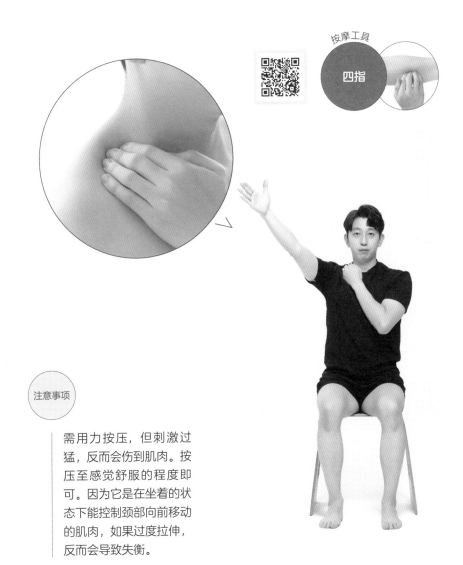

四指

注意事项

需用力按压，但刺激过
猛，反而会伤到肌肉。按
压至感觉舒服的程度即
可。因为它是在坐着的状
态下能控制颈部向前移动
的肌肉，如果过度拉伸，
反而会导致失衡。

1 将右臂沿45度斜线方向伸直后耸肩。

2 用左手四指强力按压凸起的右侧肩胛提肌8秒。

3 对侧肩胛提肌也采用同样的方法按压。

舒展驼背时

胸小肌

正面

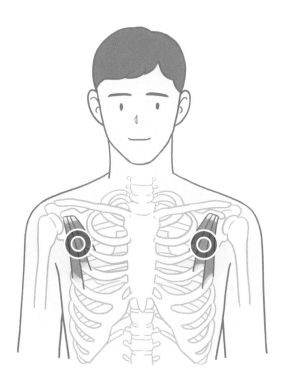

寻找肌肉

胸小肌位于胸部前方的大肌肉胸大肌下深层，所以不容易找到。从腋下内侧以触摸到肋骨的感觉，将手指深深探入，就可以触摸到胸小肌。深深按压肩侧锁骨下厚厚的肌肉至内侧时，也可以触摸到附着于肋骨上的胸小肌。

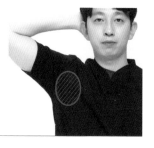

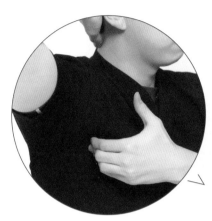

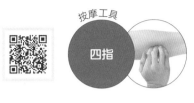

按摩工具

四指

注意事项

胸小肌是深贴内侧肋骨且不常用的肌肉，所以强烈刺激容易造成损伤。要尽量放松，轻柔按压。

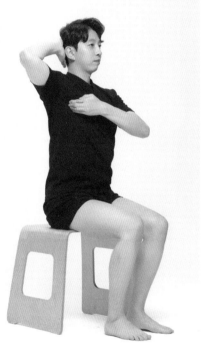

1 伸开右手，放于脑后。

   Tip 弯曲后的右肘不要进入身体前侧，要与肩线呈一条直线。

2 将左手四指深深探入右侧腋下内侧后，以固定肋骨处的胸小肌的感觉轻轻按压8秒。

3 对侧胸小肌也采用同样的方法按压。

按压

颈部

僵硬、

手臂

疼痛时

肩部像石头一样僵硬
上斜方肌

　　我们身体的中心在哪里呢？是在肚脐下骨盆内侧。但这是指站立的时候。在坐着的状态下，身体的中心是在颈部。颈部前后两侧肌肉相互保持平衡，以避免颈部偏向一侧。此时，承受颈部重量最多的肌肉在哪里呢？为了防止头部前倾，后颈部肌肉中的上斜方肌努力地以超过所需的巨大力量进行支撑。在这种状态下，如果持续保持背微驼的姿势，上斜方肌就会紧张僵直，最终导致疼痛。

　　斜方肌是我们所熟知的肌肉，无人不晓，但它也是常常被误解的肌肉。有患者表示，"运动了一下，斜方肌就凸出来了"，"也没有做肩部运动啊，斜方肌太发达了，真想把它去掉"。事实上，虽然也有因大量使用斜方肌而使其变得发达的情况，但大多数情况是因为要支撑颈部的重量，从而导致肌肉拉伸而变得僵直。

　　仔细观察上斜方肌变得僵硬的过程，其情况如下。如果长时间保持颈部前倾的姿势，颈部前侧肌肉就会缩短，从而牵拉后颈。这样，颈部后侧肌肉就会随着被牵拉而拉伸，而我们的身体因为不想向一侧倾斜，会对此进行抵抗。后颈部会变得僵硬，原因就在于此。颈部前侧肌肉和后侧肌肉失衡，颈部就会越来越前移，从而发展成乌龟颈。然后，随着肩部逐渐抬起，背部会像虾一样驼起。在这种情况下，上斜方肌就会呈扇形，看起来非常大，就像绿巨人的肩线一样。

通常，人们认为只有被称为"肩胛"的肩部上方的肌肉才是斜方肌，事实上，斜方肌是从颈后到两侧肩部以及胸椎末端的肌肉，呈菱形状广泛分布。其中，上斜方肌位于颈部后侧和肩部后侧。因为其分布非常广泛，所以可能会引发各种问题。如果采取背微驼的姿势或长时间坐着工作，那么除了肩胛提肌，上斜方肌也会非常紧张。这会令人感到疼痛，就像颈后放着什么东西一样，这不仅会引起肩部和背部疼痛，还会引起头痛。如果上斜方肌僵硬，那么不仅要放松斜方肌，颈部和背部肌肉也一定要一同放松。

虽然没有过多地使用肩部，却出现了疼痛
冈下肌

肩部本来是运动性很强的关节。但是长时间坐着，肩部就会处于固定状态，几乎不会被使用。相反，移动鼠标或触摸智能手机时，处于我们视野之内的手背使用频率非常高，而这会令肩部内旋。

肩部是可以内旋和外旋的关节，如果在内旋的状态下大量使用，会怎么样呢？外旋肌会拉长。这种情况因时而异，外旋肌可能会失去力量而变弱，也可能会勉强地用力支撑着。在这种状态下，外旋肌将会自行改变肩部的活动模式。这一过程虽然在其可活动的范围之内，但还是会对外旋肌产生压力，而最终压力会转变为疼痛。

在这里，你可能会对外旋肌感到陌生，那么你听说过"肩袖（肌腱袖）"一词吗？作为维持肩关节稳定性的肌肉，它是由3块外

旋肌（冈上肌、冈下肌和小圆肌）和1块内旋肌（肩胛下肌）组成的。其中，外旋时发力最大的就是冈下肌。它也是内旋时支撑力最强的肌肉。

冈下肌是起自肩胛骨并延伸至肱骨（上臂骨）的肌肉，容易受到压力的影响。但值得庆幸的是，这块肌肉一般情况下不会疼。当冈下肌受到压力时，我们常常会感觉到肩部沉重，抬起手臂时会感到不适。如果平时没有过多地使用肩部，而肩部却出现了疼痛，那么这就是冈下肌出现异常的信号。

抬起手臂费力
锁骨下肌

抬起手臂的过程要比想象中的复杂，涉及的关节很多。我们身体中运动范围最大的肩关节主要参与其中，它共由4个关节组成。这4个关节分别是上臂骨和肩胛骨组成的关节、锁骨和肩胛骨组成的关节、胸骨和锁骨组成的关节以及肋骨和肩胛骨组成的关节。只有这些关节各自做出相应的动作，手臂才能完全抬起。还有一块肌肉，它与肩关节一起，在抬起手臂的过程中起着重要作用，它就是锁骨下肌。它与前锯肌（固定肩胛骨的肌肉）一同起到稳定整个肩关节的作用，如果锁骨下肌缩短，肩部就会出现问题。

如果长时间以背微驼的姿势坐着工作，或者手臂在身体前方使用较多，则核心功能就会下降，从而无法充分承受胸廓的重量，在这种情况下，胸部肌肉就会缩短。深贴第一肋骨至锁骨下方的锁骨下肌缩短时，会将锁骨拉向前方和下方，从而诱发圆肩、肩峰撞击综合征等。不仅如此，由于抬起手臂的阻力增大，需要用更大的力气，会导致疼痛产生。

无法抓到高处的物品
肩胛下肌

如果你在抬起手臂准备取架子上物品的瞬间，肩部有酸痛感袭来，就需要放松肩胛下肌。当肩部发生疼痛时，大多数人第一时间想到的是肩周炎。肩周炎的确切病名为"粘连性肩关节囊炎"，它是由肩关节囊持续发生粘连性炎症引起的。肩周炎的病因有多种，以肩部外伤或肩部在错误的结构中经常使用导致肌肉受损的情况居多。肩峰撞击综合征也会发展成肩周炎。

肩部疼痛并不一定都是肩周炎引起的。但是，如果在酸痛持续的情况下仍继续勉强使用肩部，就可能发展成肩周炎。

想象一下，我们为了取高处的物品而抬起手臂。肩部肌肉要拉紧，手臂内侧肌肉要灵活拉伸，这样手臂才能自如地活动。但是，如果手臂内侧肌肉被强力牵拉或缩短，会发生什么情况呢？随着手臂抬起时阻力增大，需要更大的力量来抬起肩部，这样就会造成肌肉损伤或引起疼痛。

此时，令手臂无法抬起的手臂内侧肌肉就是肩胛下肌。它是在我们常说的"肩膀根"部位能触摸到的肌肉，其作用是从肩胛骨内侧向内拉动手臂。如果你在向上抬起手臂时感到肩部疼痛，放松肩胛下肌大有裨益。

胸口疼痛
前锯肌

在寒冷的冬天，你是否感受过突然的胸痛？不少人因担心心脏或肺部出现异常，怀着焦虑不安的心情接受了心电图、肺部CT等检查。如果做了多次检查也没有发现什么特别的问题，又听医生说"可能是肌肉的问题"，那么就很有可能是前锯肌出了问题。

当天气寒冷或处于紧张的状态时，身体会自然而然地缩成一团，如果此时前锯肌过度收缩，那么胸部或肋部就可能出现疼痛。这还会对呼吸产生强烈的影响，导致呼吸不畅。平时不运动的人突然运动，可能会发生肌痉挛。前锯肌也是如此。如果活动肩胛骨和手臂时根本不使用前锯肌，或者呼吸时没有将前锯肌用作辅助肌，前锯肌的活性就会大大降低。在这种不活跃状态下，如果呼吸量突然增加，咳嗽、呕吐，或者处于过度紧张的情况下，前锯肌就会吃不消，从而出现疼痛。在这种情况下，轻柔按压突然收缩的前锯肌，可以起到镇痛作用。前锯肌起自肩胛骨外侧，直至腋下的肋骨处，比想象中更容易触摸到。沿垂直方向轻柔按压疼痛部位的肋骨，可以放松前锯肌。

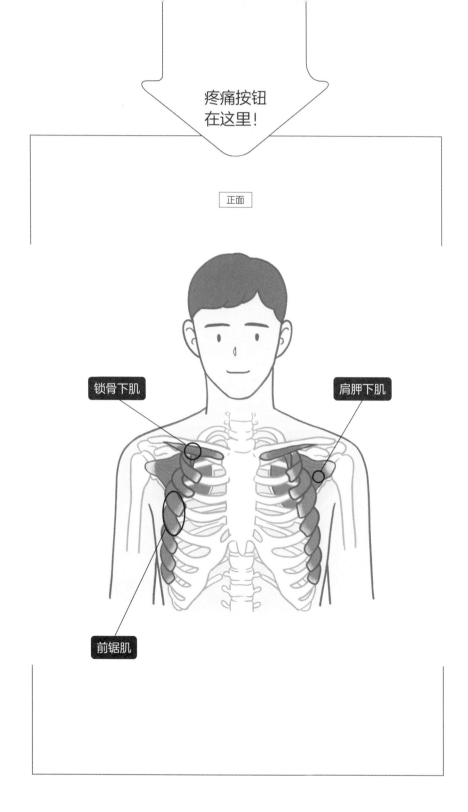

疼痛按钮
在这里！

正面

锁骨下肌

肩胛下肌

前锯肌

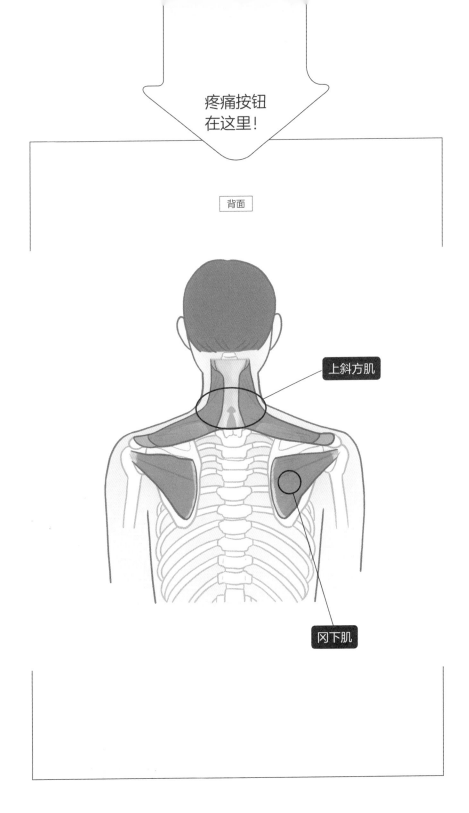

疼痛按钮
在这里!

背面

上斜方肌

冈下肌

肩部经常僵硬时
上斜方肌

背面

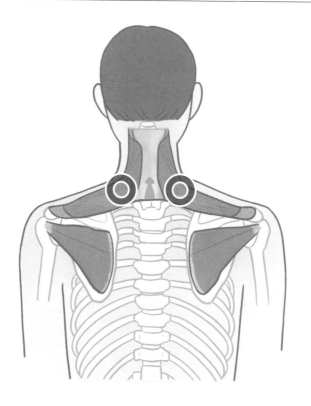

寻找肌肉

上斜方肌是起自后脖颈和头部交会的部位，行经颈部，分布于肩部两侧的肌肉。用对侧手紧紧抓住一侧肩部的斜方肌，然后耸肩，就可以很容易地触摸到。

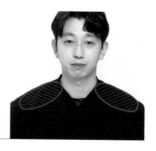

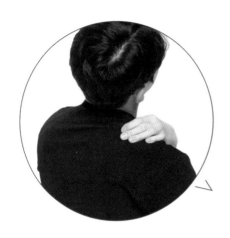

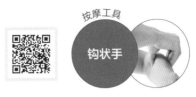

按摩工具

钩状手

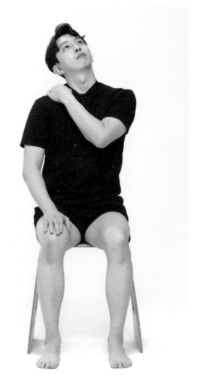

注意事项

如果头部向后仰时手部出现发麻的症状，则可怀疑是颈椎间盘突出症。按压时，应注意神经症状。放松后，最好耸肩10次。

1 左手作钩状放于右侧肩部，然后紧紧抓住肩部。

Tip 四指并拢，屈曲成90度，即成钩状。

2 头部向后仰，使下颌朝向左上45度方向。

3 在此状态下呼吸，并用手强力抓握上斜方肌，保持8秒。

4 对侧上斜方肌也采用同样的方法按压。

当肩部沉重、无缘无故疼痛时

冈下肌

背面

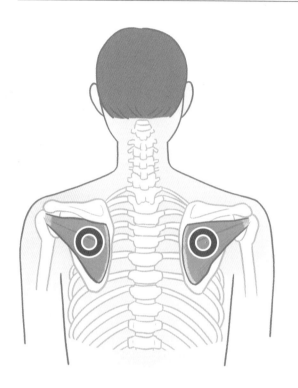

寻找肌肉

冈下肌是肩袖中附着于肩胛骨上的一块肌肉，位于
肩胛骨的下方，手难以触及。但是，因为它是从与
肩部相连的手臂开始延伸，所以完全可以找到。将
一侧手放于对侧腋下抱住躯干，冈下肌就位于距手
指触及之处较近的地方。在此状态下，慢慢转动手
臂，会触摸到一块蠕动的肌肉，那就是冈下肌。

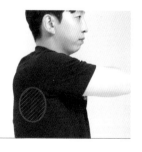

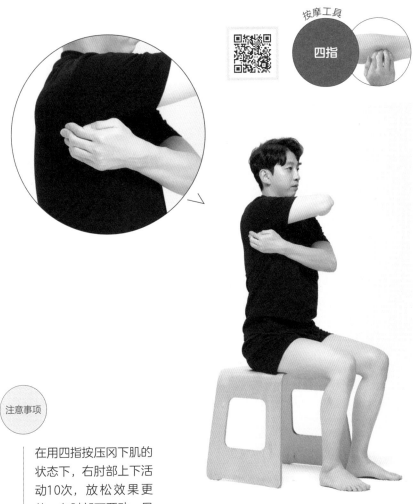

四指

注意事项

在用四指按压冈下肌的
状态下，右肘部上下活
动10次，放松效果更
佳。左肘部不要动，只
按压即可。

1 右手轻轻抓握左侧肩部。此时右肘部抬起，与肩同高。

2 左手放于右侧肩胛骨上，用四指按压冈下肌8秒。

3 对侧冈下肌也采用同样的方法按压。

抬起手臂费力时
锁骨下肌

正面

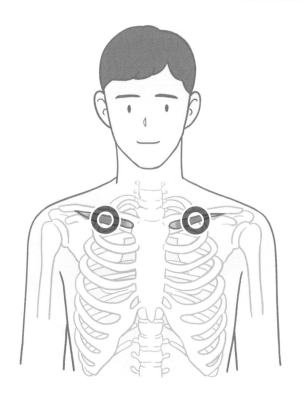

寻找肌肉

锁骨下肌，顾名思义，位于锁骨下方。它是深贴锁
骨下方外侧至第一肋骨的肌肉。因为其上方有胸大
肌覆盖，所以不容易直接触摸到。深深按压锁骨内
侧中心附近，就可以触摸到。

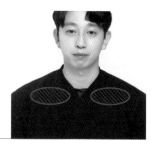

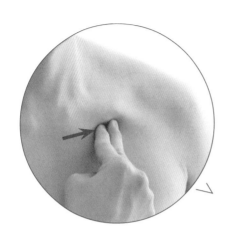

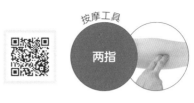

两指

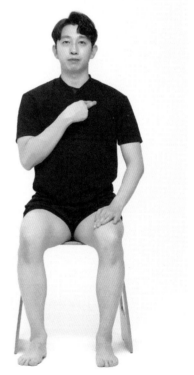

不是按压锁骨本身，而是
要非常轻柔地按压锁骨与
肋骨之间的肌肉。按压时
感觉不到疼痛是关键。

1 将食指和中指两指放于锁骨与胸骨交会部位。

2 两指逐渐移动至锁骨内侧2/3处，轻柔按压锁骨下方部位8秒。

　Tip　如果想进行更彻底的放松，可上下移动手指，做刮拭的动作，持续8秒。

3 对侧锁骨下肌也采用同样的方法按压。

怀疑是肩周炎时

肩胛下肌

正面

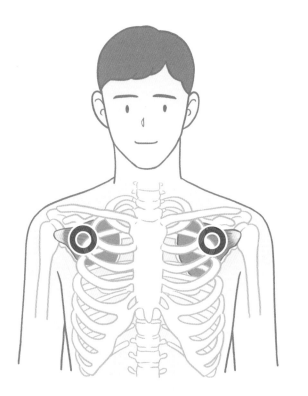

寻找肌肉

肩胛下肌是连接肩胛骨和上臂骨的肩部肌肉。将一侧手放于脑后，用对侧手触摸肩胛骨下的凹陷处，即可找到肩胛骨内侧面的肩胛下肌。

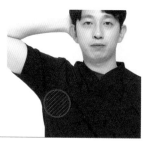

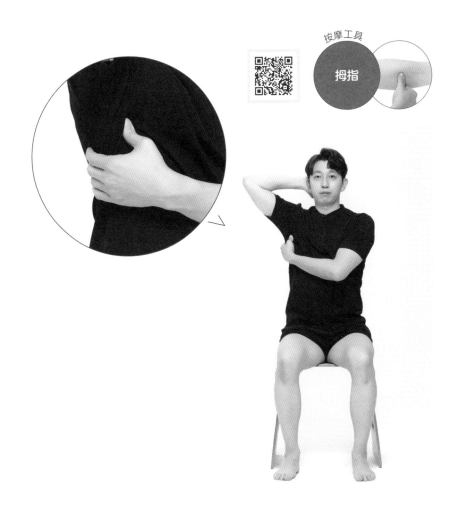

按摩工具

拇指

1 伸开右手，放于脑后。

2 用左手轻轻抓握右侧腋下，然后用拇指强力按压腋下凹陷处8秒。

　　Tip 拇指要朝向背部，而不是身体内侧。如果用四指按压，会按压到背阔肌，所以一定要用拇指按压。

3 对侧肩胛下肌也采用同样的方法按压。

感到胸口疼痛时

前锯肌

正面

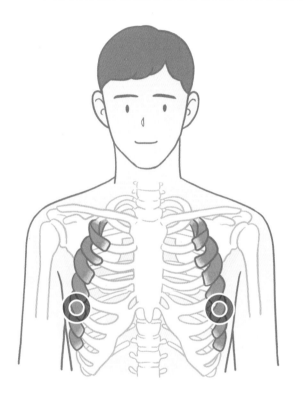

寻找肌肉

前锯肌是覆盖于胸骨外壁的锯齿状大片肌肉。
沿着肋骨抚摸，即可触摸到。

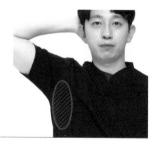

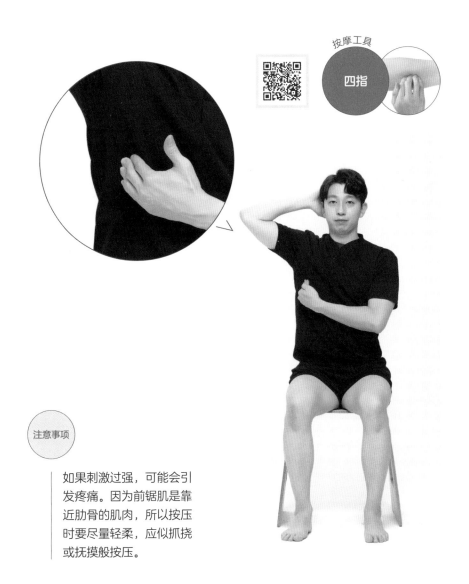

按摩工具

四指

注意事项

如果刺激过强，可能会引
发疼痛。因为前锯肌是靠
近肋骨的肌肉，所以按压
时要尽量轻柔，应似抓挠
或抚摸般按压。

1 伸开右手，放于脑后，左手四指轻轻定位于肋骨下部。

2 缓慢向腋下方向上移，用四指似抚摸般轻柔按压8秒。

3 对侧前锯肌也采用同样的方法按压。

按压

腰

痛时

背部酸痛不是因为脊柱疾病
竖脊肌

如果经常感到背部酸痛，则表明竖脊肌处于持续紧张状态。竖脊肌是起自骨盆并沿脊柱一直延伸至胸椎、颈部的肌肉，俯身时起到从后面牵拉的作用。

竖脊肌也是受生活习惯影响较大的肌肉。学生、上班族等人群需要长时间保持坐姿，其骨盆容易向后旋转，腰部会变得扁平，同时会驼背。身体会认为这一姿势是舒服的姿势，并不断采取这种姿势，事实上，这是竖脊肌因紧张而在持续拉伸。这种情况持续下去，位于腰部的竖脊肌功能就会减弱，从而出现腰部逐渐呈一字形的现象。曲线消失的一字形腰（水桶腰）无法分散脊柱施加的压力，退化速度会很快。这会增加患椎管狭窄等脊柱相关疾病的风险。

无缘无故腰部出现疼痛
腰方肌

稳定性对于腰部而言非常重要。但是，如果生活中常常久坐或采取错误的姿势，那么腰部和骨盆就会变得不稳定。这就是我们常说的"腰变弱"的状态。在这种情况下，如果突然做出与平时相比更能对腰部造成负担的姿势或动作，为了保持稳定，腰部周围的肌肉就会开始用力。此时，最容易紧张的肌肉之一就是腰方肌。它是位于背后将骨盆与脊柱、肋骨连起来的肌肉，以脊柱为中心，位于脊柱两侧。

腰方肌是保持身体平衡的肌肉，如果每天坐着时习惯性地偏向一侧或跷二郎腿，会怎么样呢？身体两侧肌肉的紧张度会产生差异，即使没有特别地做什么，腰部也可能会出现疼痛。如果腰部无缘无故出现疼痛，那就是腰方肌出现问题的征兆，所以只要有时间就放松一下肌肉吧。因为腰方肌是在身体后侧，所以你可能会想"放松起来会不会很难"，但其实一个人也可以很轻松地完成。保持膝盖直立、仰卧的姿势，将按摩球定位于腰部后侧的骨盆和肋骨之间，然后转动骨盆即可。如果没有按摩球，使用握紧的拳头也是完全可以的。

腰椎间盘突出症引起的疼痛
髂腰肌

如果腰部疼痛，我们首先想到的就是腰椎间盘突出症。如果出现腰椎间盘突出症，除了有直接的腰痛，还会伴有腿发麻、脚踝无力等症状。腰椎间盘突出症的病因有多种，但主要原因是支撑腰部的力量减弱。这里所说的力量指的是腹压，也就是腹部内部的压力，意即"产生腹压的力量减弱了"。

当支撑腰部的力量减弱时，胸廓的重量也无法支撑，椎间盘会随着重力向下塌陷。这样，腰部为了设法减少因重力作用而产生的压力，就会使骨盆转向前方，而此时会出现问题的肌肉就是髂腰肌。髂腰肌是起自腰椎行经骨盆前连接至股骨的两股肌肉，坐得越久，就会变得越短。变短后的髂腰肌会将腰椎强行拉向前方，从而造成腰部疼痛。因此，如果是因腰椎间盘突出症而导致疼痛，就一定要放松髂腰肌。

慢性腰痛的原因竟然在腿上
腘绳肌

受慢性腰痛困扰的人非常多。他们通常会怀疑自己患上了腰椎间盘突出症，但令人意外的是，大腿后侧的腘绳肌变短可能才是引起疼痛的原因。长时间坐着工作的人逐渐增多，如果持续保持坐的姿势，腘绳肌就会变得越来越短。腘绳肌是从骨盆的坐骨结节行经膝盖一直延伸至胫骨和腓骨的肌肉。如果该肌肉变短，就会造成骨盆后倾。骨盆后倾是骨盆向后倾斜的状态，不仅会引发背部微驼，还会引起腰痛和腰部僵硬等症状。

由于腘绳肌变短，骨盆试图向后旋转的力量会引起腰部紧张。同时，使腰部向前旋转的肌肉髂腰肌也会受到影响，这又会引起腰方肌和竖脊肌的紧张。因此，为了减轻腰部的紧张感，放松腘绳肌是非常重要的。

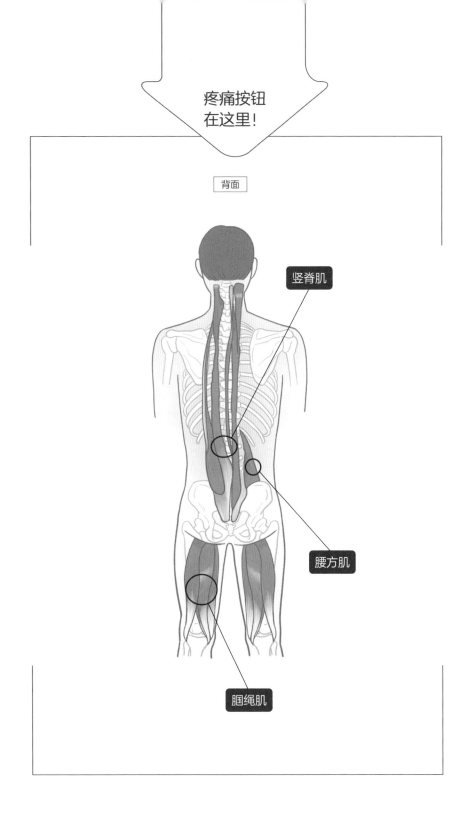

疼痛按钮
在这里！

背面

竖脊肌

腰方肌

腘绳肌

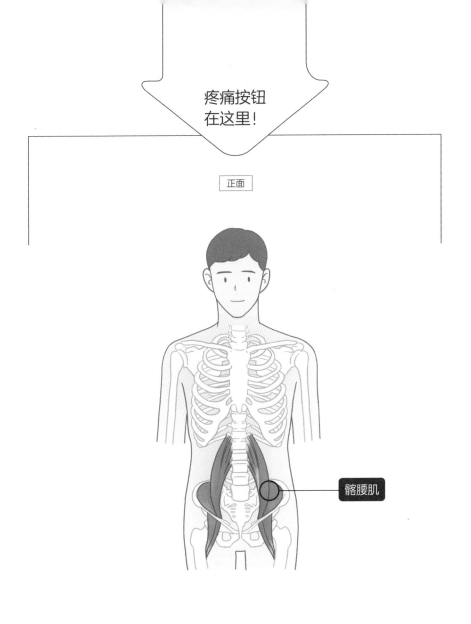

背部刺痛、酸痛时

竖脊肌

背面

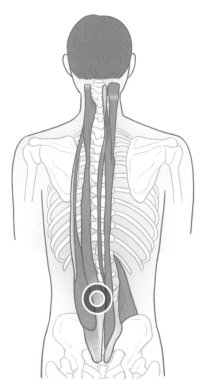

寻找肌肉

竖脊肌从颈椎一直附着到骨盆。将双手放于腰部后侧的骨盆处，然后以脊柱为中心，缓缓向腰部上方移动，就可以触摸到竖脊肌。

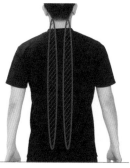

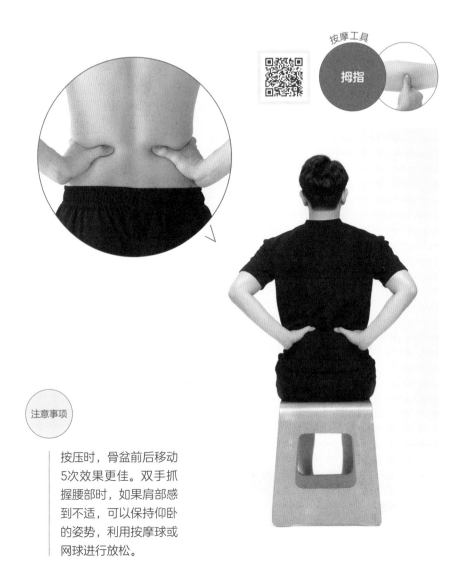

按摩工具

拇指

注意事项

按压时，骨盆前后移动5次效果更佳。双手抓握腰部时，如果肩部感到不适，可以保持仰卧的姿势，利用按摩球或网球进行放松。

1 挺直腰部坐在椅子上，然后双手束住腰部。

2 以脊柱为中心，用双手拇指用力按压两侧肌肉8秒。

3 拇指一点一点向上移动按压，保证手能触及即可，每个部位按压8秒。

无缘无故腰痛时

腰方肌

正面

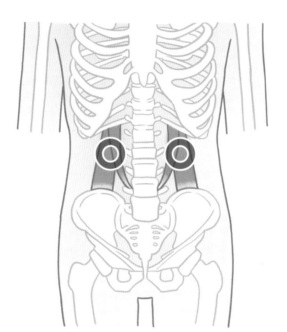

寻找肌肉

腰方肌靠近腰部。它是从背后将骨盆和脊柱连起来的肌肉，将手放于肋骨与骨盆之间，将一侧骨盆向侧面提拉，可以触摸到凸起收缩的腰方肌。

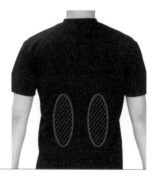

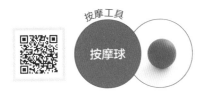
按压时，不应对腰部造成负担，如果疼痛过于剧烈，应立即停止。

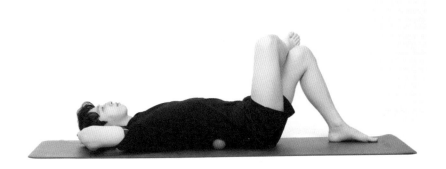

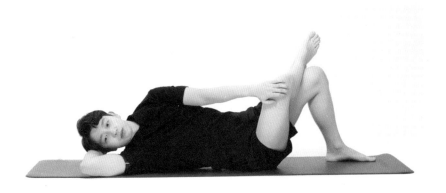

1 仰卧，立起双膝，在此状态下，将右脚踝放于左膝上方，呈"4"字形。将右手放于脑后，左手自然地放于地面上。

2 在腰部后侧的骨盆和肋骨之间放置按摩球。

3 左手轻轻抓握右膝，旋转躯干和骨盆，同时用力按压按摩球8秒。

4 对侧腰方肌也采用同样的方法按压。

椎间盘突出症引起腰痛时

髂腰肌

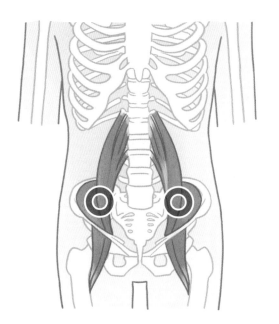

正面

寻找肌肉

髂腰肌是连接上半身与下半身非常重要的肌肉。它是从腰部前侧连接至股骨的大肌肉，位于深层，所以很难找到。将手放于骨盆前侧，可以触摸到最凸出的骨头，髂腰肌大致位于此处到肚脐的一条直线上的中间位置。

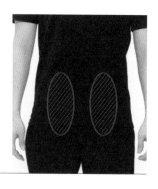

注意事项

按摩工具

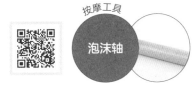

泡沫轴

如果力度过重，就不要抬起上半身，压迫的同时也有助于平稳呼吸。在做动作时，如果接触面过于松软，效果就会打折，所以要在地面或瑜伽垫上进行。

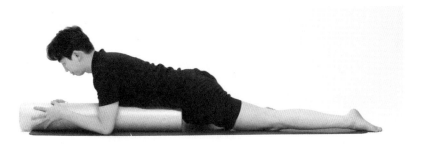

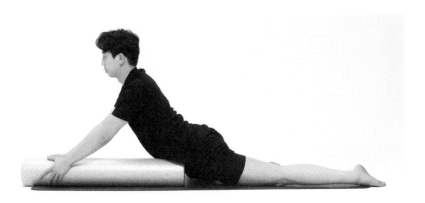

1 将泡沫轴垂直放置于地面，然后俯卧，使左侧骨盆最凸出的部分和肚脐之间接触到泡沫轴的末端。

2 双手抓握泡沫轴，直接推地，抬起上半身。

Tip 身体抬起的同时，集中精神感知髂腰肌舒服放松的感觉。

3 压迫髂腰肌8秒后，对侧髂腰肌也采用同样的方法按压。

腰部持续疼痛时

腘绳肌

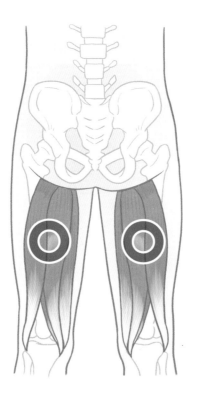

背面

寻找肌肉

腘绳肌是位于大腿后侧的肌肉。保持坐姿，双脚踝交叉，互相用力使二者不被推开，即可触摸到大腿后侧收缩的腘绳肌。

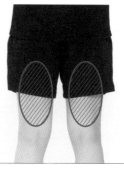

注意事项

按摩工具

按摩球

腘窝（屈膝时凹进去的膝盖后部）部位有很多神经和血管，所以只能在腘窝上方10厘米处按压。如果在按压时做10次伸膝动作，可进一步提高按压的力度。

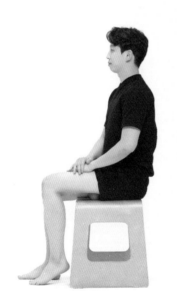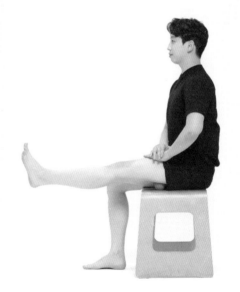

1 挺直腰部坐在椅子上，将按摩球放置于左腘窝和臀部中间。

2 伸左膝，保持左脚尖向身体勾起的状态，按压按摩球8秒。

3 向左腘窝方向移动按摩球的同时进行按压，每个部位按压8秒。

4 对侧腘绳肌也采用同样的方法按压。

按压

骨盆和

髋关节

疼痛时

髋关节发出响声
阔筋膜张肌

很多人在走路或运动时，髋关节会发出"咔咔"的响声。这是髋关节外部发出的响声，多数情况下是因阔筋膜张肌紧张而产生的。阔筋膜张肌是起自骨盆前侧并一直连接至髂胫束（沿大腿外侧向下延伸至膝盖的长肌肉和韧带）的肌肉，其作用是行走时调节动作的大小，固定骨盆和膝盖。

髋关节发出响声的原理是这样的。如果有站立时重心集中在一条腿上或跷二郎腿的习惯，则骨盆会被推向一侧，从而导致髋关节失衡。骨盆被推的一侧，随着阔筋膜张肌的拉伸而变得紧张，与大腿骨即股骨的大转子发生摩擦，发出响声。如果摩擦持续下去，最终会导致炎症和疼痛。因此，要消除髋关节发出的响声，必须随时放松阔筋膜张肌。

臀部至腿部都有酥麻感
梨状肌

腿发麻的话，我们往往第一时间怀疑自己患上了腰椎间盘突出症，实际上出现腿发麻症状的情况要比想象中的多。如果受到梨状肌压迫，从腰部延伸至腿部的坐骨神经也会出现发麻的症状，这被称为"梨状肌综合征"。坐骨神经是一条很长的神经，它起自脊髓，穿过臀部，然后延伸至腿部；而梨状肌是从腰椎下方的骶骨连接至股骨的肌肉。

梨状肌综合征的根本原因在于久坐。长时间坐着，臀部肌肉就没有用武之地了，从而逐渐变弱。臀部肌肉变弱，令腿向内收的内收肌会使髋关节向内旋转，导致梨状肌变短。如果这种状态持续下去，梨状肌的紧张度就会变得非常高，从而压迫坐骨神经。这样，站着或走路时也会出现臀部至腿部发麻的症状。

骨盆发生移位
内收肌

与骨盆移位和髋关节疼痛相关的肌肉是从股骨延伸至骨盆的肌肉。大腿前、后、外侧、内侧有很多肌肉，尤以内收肌影响最大，因为在大腿四个方向的肌肉中，它是最容易变弱、变短、失衡的肌肉。

内收肌是连接上半身和下半身的非常重要的肌肉，由耻骨肌、长收肌、股薄肌、短收肌和大收肌5块肌肉组成。在抬腿、放腿以及行走的过程中，内收肌发挥着辅助肌的作用。另外，内收肌和臀部肌肉一起维持髋关节和躯干的稳定性，如果由于使用不当而导致失衡，就会将骨盆推向一侧并使其发生旋转，从而破坏髋关节的稳定性，造成疼痛。

如果将内收肌想象成天平，就很容易理解其引起疼痛的原理。就像天平两侧正以同样的力量保持着平衡，如果某一侧的力量减弱，天平马上就会向另一侧倾斜一样，骨盆也会倾斜。这样，随着髋关节承受的压力增大而出现不稳定性，疼痛也随之发生。

内收肌起自骨盆的坐骨结节部位，延伸至股骨内侧，具有收大腿的功能，但使用收腿的力量的频次要比想象中少。你可能会想：跷二郎腿不就是使用收腿的力量吗？但跷二郎腿并不是用力收腿，这样做反而会使内收肌变短。让我们来试一试，把书夹在两膝之间，坚持1分钟，我们会觉得非常累。这意味着我们并没有使用内收肌。因此，如果骨盆发生移位，出现疼痛，那么就要放松内收肌，通过运动来增强力量。

走路时骨盆向一侧倾斜，或者髋关节发出撞击声
臀中肌

颇受运动者关注的肌肉就是臀中肌。以前对于臀部肌肉，大家似乎只强调臀大肌，最近为了打造苹果臀，人们对臀中肌的关注度越来越高。与打造苹果臀的外在功能相比，臀中肌具有更重要的内在功能。

起自骨盆外侧一直延伸至股骨大转子的臀中肌，形成了侧臀。这是可以使我们单腿站立的肌肉，在行走时可以起到防止骨盆倾斜

的作用。向侧面伸展腿部也是它的重要功能，但是平时不常使用，所以它也是容易弱化的肌肉。因为是隔着骨盆从两侧牵拉，所以任何一侧弱化或者拉伸，骨盆都会发生变形，这会对髋关节造成压力。尤其是行走的过程中做单腿抬起的动作时，如果骨盆无法很好地保持平衡，会导致身体过度倾斜或骨盆被推向一侧。

如上所述，如果臀中肌弱化或力量失衡，就会使构成骨盆和股骨的关节结构发生错位，从而降低其稳定性。最终，在抬腿时或坐到座位上时，髋关节会发出响声并发生疼痛。

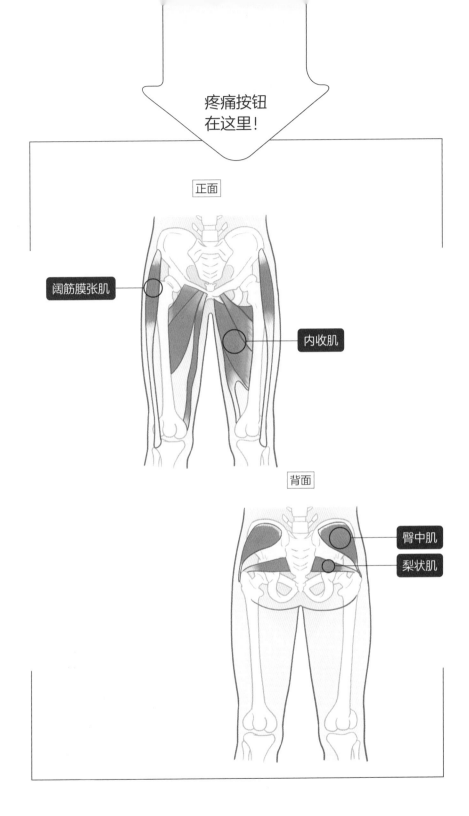

疼痛按钮
在这里！

正面

阔筋膜张肌

内收肌

背面

臀中肌

梨状肌

髋关节发出"咔咔"的响声时

阔筋膜张肌

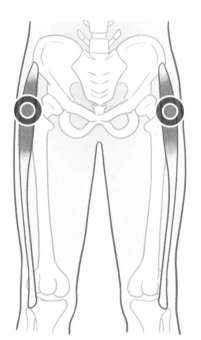

正面

寻找肌肉

因为阔筋膜张肌是附着于大腿侧面的肌肉，所以很容易触摸到。坐在椅子上，伸直双腿，大脚趾朝内，然后弯曲膝盖。此时，在大腿外侧触摸到的凸起的肌肉就是阔筋膜张肌。

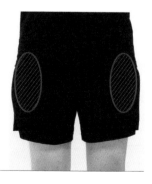

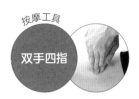

双手四指

在按压阔筋膜张肌的过程中，很多人按压的不是肌肉所在处，而是肌肉与肌肉之间的空隙。阔筋膜张肌位于大腿侧面稍靠前的位置，要找准后再按压。按压肌肉与肌肉之间的空隙，是没有效果的。但要注意，不要按压到骨头。

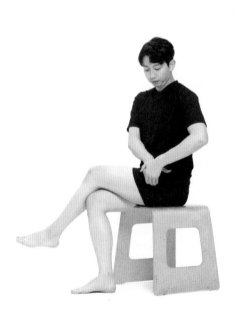

Tip

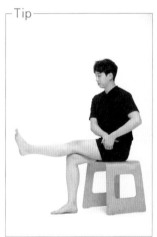

1 取坐姿，将左腿放于右膝之上。

2 手伸进左腿裤兜时，用双手四指强力按压能触摸到的最厚的地方，持续8秒。

　Tip　保持酸痛感的同时，用四指按压，反复做10次伸腿动作，可以进一步加大力度。

3 对侧阔筋膜张肌也采用同样的方法按压。

腿发麻时

梨状肌

背面

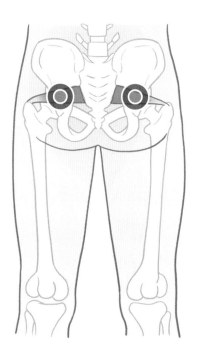

寻找肌肉

梨状肌是从骶骨连接到股骨的肌肉。要想找到梨状肌，首先要从股骨部位开始确认，就是我们通常所说的"大转子"的位置——从大腿外侧触摸时最凸出的部位。此部位和骶骨相连的地方就是梨状肌。

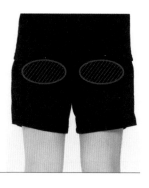

注意事项

按摩工具

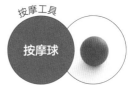

按摩球

如果将按摩球放置于臀部深处，
可能会加重神经症状。应将按摩
球放置于臀部外侧。

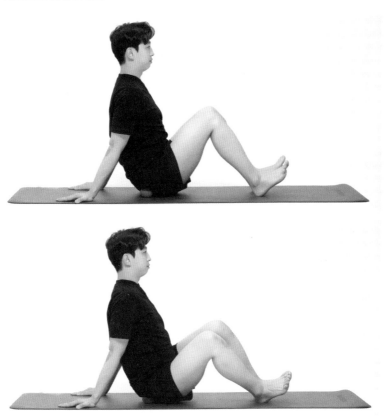

1 坐在地面上，立起双膝，双手撑于后侧地面。

2 左右活动双腿找到髋关节，将按摩球放置于右侧髋关节旁的臀部肌肉下方。

3 缓缓使双腿倒向右侧，按压梨状肌8秒。

4 对侧梨状肌也采用同样的方法按压。

因骨盆发生移位而感到酥麻时

内收肌

正面

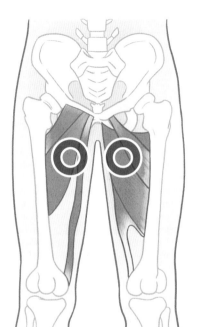

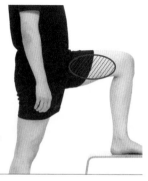

寻找肌肉

内收肌是连接骨盆和股骨内侧的一组肌群。坐姿下，触摸大腿内侧很容易找到。

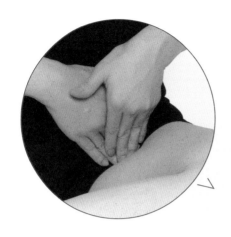

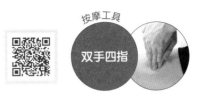
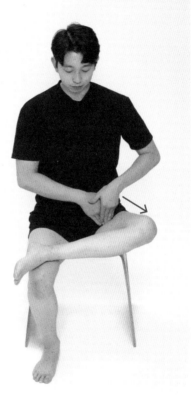

注意事项

在无痛的强度下进行按
压。如果出现腰部疼痛或
腿部发麻的症状，应立即
停止按压。

1 坐在椅子上，将左腿放于右膝上。此时，让左脚踝位于右膝上方。

2 双手四指重叠，按压左腿靠近髋关节的大腿内侧8秒。

3 从髋关节内侧开始向膝盖方向移动，每个部位按压8秒，放松肌肉。

4 对侧内收肌也采用同样的方法按压。

髋关节发出响声时

臀中肌

背面

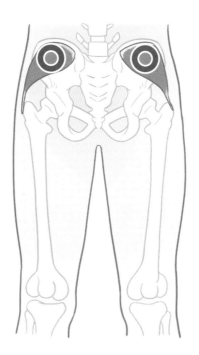

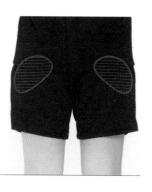

寻找肌肉

臀中肌是臀部侧面的肌肉。将手掌放于骨盆与臀部侧面，然后向臀部移动，可以感觉到收缩的臀中肌。

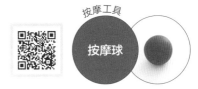

注意事项

如有酥麻感或刺痛感，应
立即减轻力度。

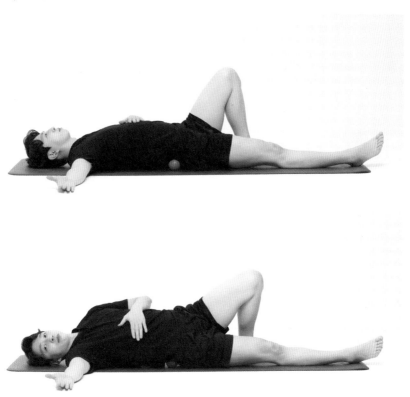

1 仰卧，将按摩球放置于右手放于右侧骨盆时拇指触及的臀部下方。右臂伸直，
   与肩在一条直线上，左手放于腹部。

2 左侧肩部和腰部稍稍抬起，使上半身朝向右侧，用力按压臀中肌8秒。

3 对侧臀中肌也采用同样的方法按压。

按压

膝盖

疼痛时

退行性关节炎的罪魁祸首
股四头肌

我们通常会认为，走路多或者运动量大，膝关节就会磨损，从而引发退行性关节炎。然而令人意外的是，退行性关节炎也常见于久坐或活动量少的人。这就是"非活动性退行性关节炎"。膝关节软骨是通过关节的运动来获得营养的，而关节运动少的人膝关节软骨营养供给减少，从大腿前侧经过膝关节的股四头肌就会弱化，从而无法很好地执行支撑体重的功能。最终，膝关节过度承受体重负荷，继而发展为退行性关节炎，出现疼痛。

相反地，由于运动量大，股四头肌过度活跃而引起的退行性关节炎又是如何诱发疼痛的呢？如果股四头肌过度活跃，就会因为过度紧张而提拉髌骨，从而导致关节结构改变。如果在此状态下继续使用膝关节，那么就会加速退行性改变，从而诱发膝痛。因此，缓解股四头肌的过度紧张对减轻膝盖疼痛非常重要。

股四头肌是位于大腿前侧的强壮大肌肉，由股直肌、股外侧肌、股内侧肌和股中间肌4块肌肉组成。它起到伸膝的作用，并支持膝盖承托体重，所以最好经常放松，以免肌肉因变弱或者劳损而过度紧张。

从椅子上起身时膝盖疼痛
股外侧肌

股外侧肌过度紧张时，即便只是从椅子上起身，膝盖都会感到疼痛。股外侧肌是大腿前侧的股四头肌之一，位于大腿外侧，其功能是维护膝关节稳定性，减轻体重负荷的影响。

高高跳起，而后以膝盖伸直的状态落地，会怎么样呢？膝盖和腰部都可能受到损伤。为了防止这种情况发生，股外侧肌在保持收缩力的同时，轻柔拉伸，就可以保护膝关节，使其免受地面反弹力的伤害。但如果股外侧肌过度紧张，则无法发挥其原有的功能，就会导致膝关节不稳定，继而发生疼痛。

股外侧肌过度紧张是由八字步等错误的步行习惯引起的。形成股四头肌的4块肌肉相互分工，各自对髋关节和膝盖发挥着影响。正因为如此，如果某一肌肉不能完成自己的工作，那么其他肌肉就必须代其完成这项工作。这被称为"代偿作用"。

作为股四头肌之一的股内侧肌是起着伸膝作用的肌肉，相对来说容易变弱。在股内侧肌弱化的状态下，再受到不良姿势习惯的影响，会导致股外侧肌过度工作。它不仅要完成稳定膝关节的本职工作，还要代为完成股内侧肌的工作。也就是说，每次进行深蹲、跑步等伸膝运动时，都会主动使用股外侧肌，导致肌肉过度紧张，从而发生疼痛。因此，放松过度紧张的股外侧肌是远离疼痛的途径。

奔跑时膝盖疼痛
髌腱

如果每次跑步或走路时，髌骨（膝盖骨）下方总会出现酸痛、发热、水肿等症状，就说明髌腱出现了问题。这与过度紧张的股四头肌有关。髌腱是股四头肌的延伸，是从膝盖前侧能触摸到的骨头髌骨延伸至胫骨的肌腱。

那么，现在让我们来看看久坐者的膝盖状态。如果长期久坐，大腿后侧的腘绳肌就会变短，而此时如果进行跑步、深蹲等让腿部负重较多的运动，则肌肉会过度紧张。紧张的股四头肌向上牵拉髌骨，在下面连接髌骨和胫骨的髌腱就会高度紧张。如果这种情况持续下去，髌腱发生的细微损伤就会不断累积，从而出现疼痛。因此，要想避免这种损伤的发生，就必须放松股四头肌，降低处于紧绷状态的髌腱的紧张度。

膝盖发出响声
髂胫束

坐到地上时，膝盖发出"咔咔"响声的人还不少。你可能会想：发出这样的响声没有关系吗？而膝盖发出响声的人却说自己感觉不到疼痛，对此毫不在意。膝盖到底为什么会发出这种响声呢？

有两种情况。第一种情况是肌腱与骨头或内部结构发生摩擦时发出响声。发出响声后，在某一瞬间可能就不再有响声了。第二种情况是关节内滑液气泡破裂时发出响声。关节内充满充当软骨营养剂和润滑剂的液体。就像快速搅拌黏性液体会产生气泡一样，减少摩擦、使关节可自如活动的滑液，也可以在膝盖活动幅度较大时产生气泡，然后破裂。如果两种情况均不伴有疼痛，就说明没有关系吗？

伴有运动性的膝关节支撑着体重，因此稳定性对其而言非常重要。但是，如果反复采取错误的生活习惯或错误的动作，造成膝盖周围的软组织压力累积，那么膝关节就会发生结构性变形。也就是说，当膝关节的结构变形为膝内翻（O形腿）、膝外翻（X形腿）、膝反张等时，就会用响声来告知人们。因此，发出没有疼痛感的响声虽然不会马上让膝盖受伤，但应将其视为潜在危险因素。

股四头肌弱化是腿部变形后发出响声的原因之一。如果股四头肌弱化了，那么就会有其他肌肉来代替其发挥作用，这个"其他肌肉"就是髂胫束。髂胫束的作用是维持膝关节的稳定性，所以在屈膝或伸膝时，髂胫束会持续紧张地坚持着。但即使髂胫束在坚持着，膝关节不稳定性依然存在，所以才会发出响声。因此，应缓解髂胫束部位的过度紧张并进行大腿肌肉运动，才能阻止膝盖发出响声。

膝关节炎的元凶

腘肌

最近有一项运动备受人们青睐。那就是爬楼梯。通过爬楼梯可以强化大腿肌肉和臀部肌肉，从而保持健康。实际上，由于爬楼梯有助于锻炼大腿肌肉，医生常常将爬楼梯这项运动推荐给那些感到膝盖不适的人。如果爬楼梯时感觉疼痛，那问题出在哪里呢？

问题就在于腘肌。腘肌是位于膝盖背侧的肌肉，它稳稳地抓住膝盖，避免其被推向前方，保护膝关节周围组织。虽然是小肌肉，但它是膝关节运动力学中必不可少的一部分。在脚后跟接触地面时，屈膝时它抓住股骨，避免其被过度推向前方，伸膝时它限制膝盖过度伸展。但是如果腘肌过度活跃，就无法向后牵拉股骨，从而引起与膝关节的碰撞，最终导致膝关节稳定性下降，引发膝盖背侧疼痛。

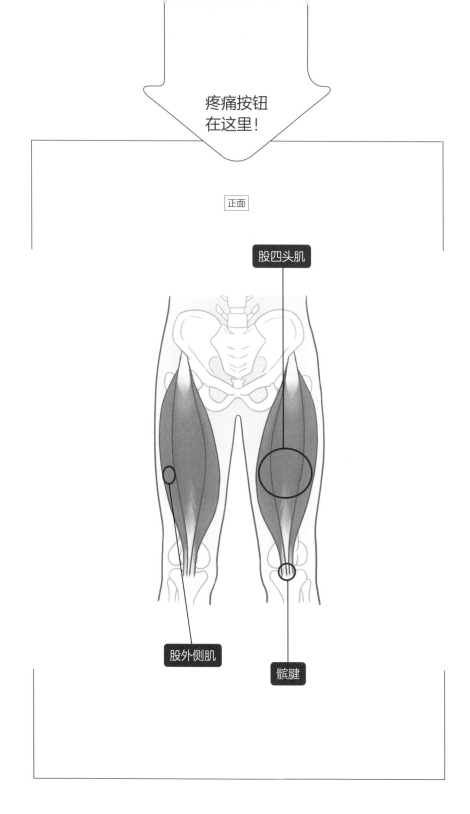

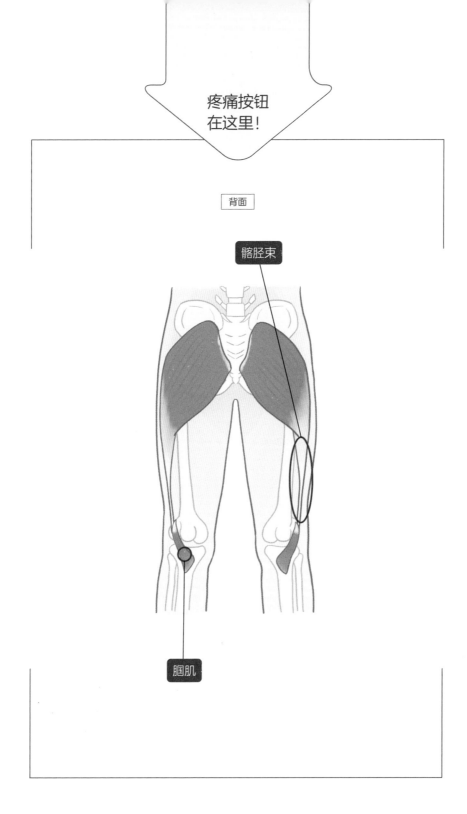

因退行性关节炎受苦时

股四头肌

正面

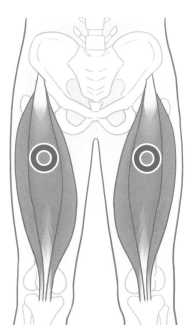

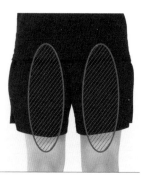

寻找肌肉

股四头肌位于大腿前侧，很容易触摸到。坐在椅子上，将脚跟拉向身体，伸膝时，在大腿前侧触摸到的肌肉就是股四头肌。

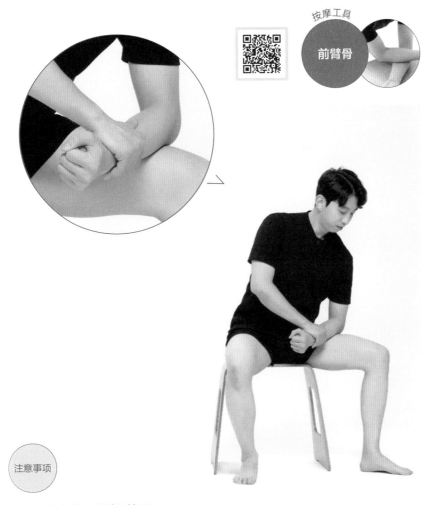

前臂骨

注意事项

| 注意避免用肘骨按压。

1 坐在椅子上，左臂横放于左大腿上。

2 右手握住左手腕，用前臂骨按压大腿8秒。

Tip 以手背靠近大腿后又远离的感觉，左右移动的同时进行按压。

3 从大腿上方按压至膝盖上方，每个部位按压8秒，放松肌肉。

4 对侧股四头肌也采用同样的方法按压。

膝盖酸痛时

股外侧肌

正面

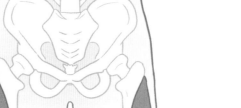

寻找肌肉

股外侧肌位于大腿肌肉最外侧。坐在椅子上，伸膝时，膝盖上方稍向外侧凸起的肌肉就是股外侧肌。

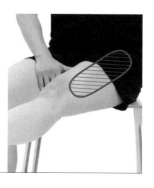

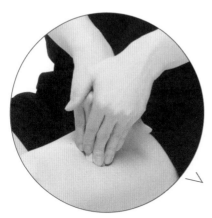

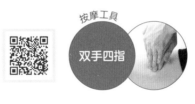

双手四指

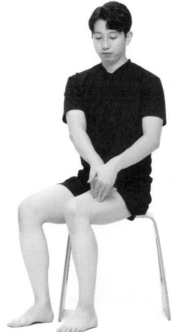

注意事项

若要增加力度，可在按压
过程中伸膝屈膝10次。
但是如果伸膝屈膝时出现
了疼痛，则保持不动，只
进行按压。

1 坐在椅子上，双手四指重叠放于左膝上方凸起处。

2 强力按压8秒。

3 对侧股外侧肌也采用同样的方法按压。

膝盖疼痛到不能奔跑时

髌腱

侧面

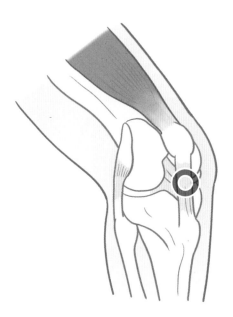

寻找肌肉

髌腱位于膝盖前侧的髌骨（膝盖骨）和胫骨前面凸起的部位之间。手指放于髌骨下方，在屈膝伸膝时很容易触摸到。

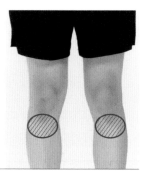

按摩工具

拇指

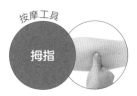

注意事项

与其通过过强的刺激快速放松，不如用可承受的力度缓缓按压。如果说同时进行肌肉放松和运动是有效的，那么按压肌腱并坚持刺激神经受体就是提高放松效果的方法。

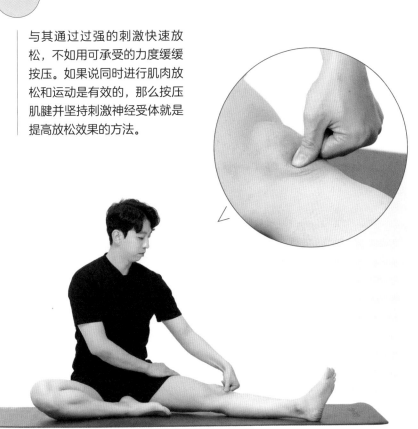

1 坐在地上，伸直左腿。

2 用拇指轻轻按压左膝盖骨（髌骨）下方的肌腱8秒。

3 对侧髌腱也采用同样的方法按压。

膝盖发出响声时

髂胫束

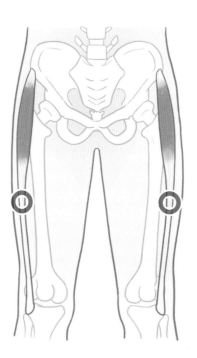

正面

寻找肌肉

髂胫束是阔筋膜张肌的延伸，是沿大腿外侧向下延伸至膝关节的长韧带。坐在椅子上，将手指放于膝盖外侧向上10厘米左右的位置，可以触摸到坚硬的带状物，那就是髂胫束。

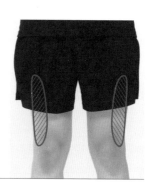

注意事项

按摩工具

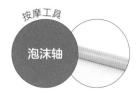

泡沫轴

对于髂胫束，与放松靠近膝盖的部位相比，放松膝盖上方10厘米左右的部位更适宜。如果泡沫轴下至膝盖，会直接与骨关节接触，疼痛可能会加重。

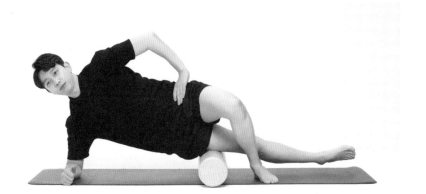

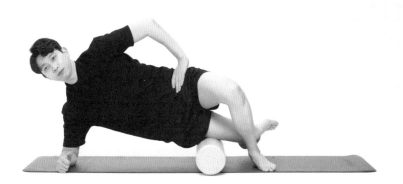

1 撑起右肘部侧卧，将泡沫轴横置于大腿外侧。

2 屈左膝，立于右腿前方，然后抬起右腿，压迫髂胫束8秒。

3 弯曲右膝，压迫髂胫束8秒。

4 对侧髂胫束也采用同样的方法进行按压。

膝盖背侧刺痛时

腘肌

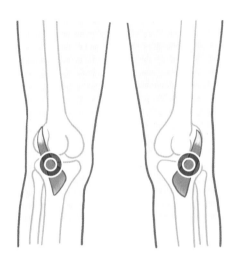

寻找肌肉

腘肌是位于膝盖背侧的肌肉，因为其位于身体深处，所以很难找到。坐在地上，在脚踝拉向身体的状态下屈膝，膝盖背侧就会凹进去。腘肌就位于其内侧。

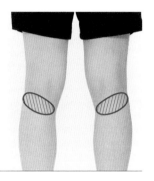

注意事项

膝盖弯曲部分分布着大量神经
和血管，按压可能会损伤神
经，因此要注意按压的力度。

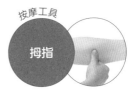

按摩工具

拇指

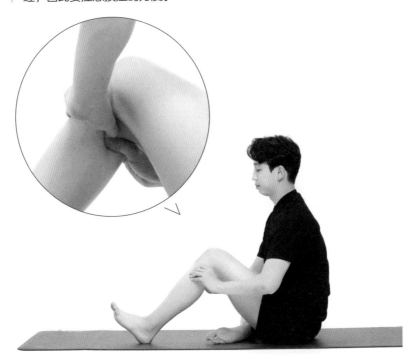

1 坐在地上，立起左膝。

2 双手包握膝盖下部，双手拇指伸至膝盖背侧。

3 用双手拇指强力按压膝盖背侧凹陷处下方5厘米左右的部位8秒。

4 对侧腘肌也采用同样的方法按压。

按压

手腕

酸痛时

活动拇指，手腕却疼痛
拇长展肌、拇短伸肌

受手腕酸痛困扰的人越来越多。以前主要是40岁以上的女性因手腕疼痛而到医院就诊，最近这种情况却多发生在年轻人身上，可以说手腕疼痛人群越来越年轻化了。这是随着电脑和智能手机使用的增加而开始出现的。特别是用拇指触摸智能手机时，常常会出现疼痛症状。

手腕酸痛时，我们往往会怀疑自己患上了手腕关节炎。但令人意外的是，手腕肌腱可能才是原因所在。肌肉的末端由肌腱组成，附着于骨头上的肌腱起着活动关节的作用。令手腕活动的肌肉大多位于肘部和前臂。而许多肌肉会转变成肌腱的形态，穿过手腕。其中，有单独的肌肉伸向活动较多的拇指。那就是拇长展肌和拇短伸肌。触摸智能手机或打字时，拇指张开或拉伸时，这两块肌肉会被反复使用。而当这两块肌肉的肌腱相互摩擦，压力过度累积时，环绕手部肌腱的组织腱鞘就会发炎，从而出现疼痛。这种腱鞘的损伤性炎症被称为"腱鞘炎"。

那么，当手腕发生疼痛时，如何判断是关节炎还是腱鞘炎呢？一个很简单的动作就可以让我们知道。将拇指放于手掌内侧，握拳后顺着小指方向屈腕。若此时能感觉到疼痛，就说明是肌腱出了问题。如果是腱鞘炎，当直接对手腕部位进行强烈刺激时，会加重疼痛。应通过按压前臂来放松肌肉，而非手腕。即使疼痛完全消失了，也建议平时常常按压前臂、活动活动手腕。这样可以大大减轻手腕受到的压力。

提物费力或手发麻
旋前圆肌

如果在提物或拉门时感觉到肘部内侧疼痛，那么很可能是高尔夫球肘（肱骨内上髁炎）。高尔夫球肘也和网球肘一样，是由前臂肌肉或肌腱的细小损伤累积而产生的。高尔夫球肘是前臂肌肉、肌腱起始处肘部内侧（内上髁）产生的疼痛，处于同一位置的旋前圆肌与高尔夫球肘的关系最为密切。

睡醒时手指发麻的情况也可怀疑为旋前圆肌疼痛。此时，手臂可能存在结构性问题。在手掌朝上时，向前伸直手臂，一般情况下，前臂张开的角度会比上臂更大。这一张开的角度被称为"提携角"。如果提携角变大，从手臂内侧下行的神经就会过度紧张，从而导致旋前圆肌被拉长。这样，就会压迫通向手部的神经，导致从拇指开始的第四根手指发麻或感觉异常。如果在这种情况下睡觉，且把手贴于腹部或胸部，肘部内侧的神经就会被挤压，从而导致第四指和第五指产生发麻的症状。因此，缓解发麻的症状需要充分放松旋前圆肌，改善睡姿。

一握鼠标就有刺痛感
指屈肌

　　说到手腕疼痛，不得不提的就是腕管综合征。随着越来越多的业务需要使用电脑，受腕管综合征困扰的人也日益增多。只要把手放到键盘上就会感觉到刺痛，握住鼠标时，只要手掌根部（手腕末端）一动就会有不适感，甚至还会出现手指触感降低和麻痹的情况。

　　并没有过度活动，为什么会这么疼？事实上，那些令手指活动的肌肉与前臂肌肉相连。如前所述，前臂的粗壮肌肉为了通过手腕的狭窄缝隙，会变身为形态纤细的肌腱，延伸至手掌和手指。所以当我们活动手指的时候，可以看到前臂在缓缓蠕动。而在如此狭窄的缝隙里，布满了肌腱，神经也从其间穿行。本来就密密麻麻的，很拥挤，如果再去握住鼠标挤压，那么腕管就会变窄，就会压迫神经，从而发生疼痛。这意味着，如果不做压迫手腕的动作，疼痛就可能消失。平时，扩宽手腕的狭窄通道，防止肌腱受压尤为重要。

手腕经常扭伤或疼痛
腕屈肌

　　如果你有一个会经常扭伤的"玻璃手腕"，那么可以说你的手腕在结构上处于不稳定状态。当采取的姿势不正确或肌肉使用不当时，手腕会经常被扭伤，尤其是经常做手腕向上抬起的动作时，会出现手腕不稳定的情况。

手腕向上抬起的姿势是通过使用抬起前臂及手腕的肌肉，手背一侧的肌腱被拉起才实现的。但是重复做这一动作或长时间维持这一动作，抬起手腕的肌肉就会高度紧张。可以说，那些整天使用电脑的人，抬起手腕的肌肉通常都处于紧张而缩短的状态。这样，做放下手腕动作的前臂肌肉就会相对拉长，如果这种状态长期持续，手腕就会变得不稳定，使用手部时就会出现疼痛。在这种情况下，首先要放松腕屈肌，找到手腕的平衡。

伸展手臂时，疼痛感蔓延到肘部
前臂伸肌

明明没有撞到某处或者受过伤，但在伸展肘部或者活动手腕时，前臂或者肘部感到刺痛或酸痛，那么就应该怀疑是网球肘了。特别是握拳时，如果肘部外侧的前臂伸肌（在手背朝上的状态下，从手腕到肘部前侧的肌肉）出现疼痛，就很有可能是网球肘。提到"网球肘"，人们可能会认为这是因为过度进行打网球等运动而引起的疼痛，但这是一种误解。网球肘是在伸展肘关节的肌腱或肌肉上反复累积细微损伤时出现的，而不是由体育活动引起的。你可能会想：我没有做过任何会造成损伤的事情，我没有过度使用过手臂……但是，在我们自己还没有意识到的情况下，肌肉因为无法支撑而持续受到损伤的情况非常多。例如，经常开关推拉门，或者手持螺丝刀等物品进行大量工作。

如果有网球肘，有一点需要注意。若非专业人士，绝对不能触碰骨头附近的肌腱。疼痛的部位已经受损，如果再进行过分揉捏，就可能进一步恶化。最有效的方法是找到实际僵硬的部位并进行按压，此部位并非疼痛部位。当活动手腕或手指时，应放松前臂外侧蠕动的肌肉。抬起手腕时，用两指按压凸起处即可。

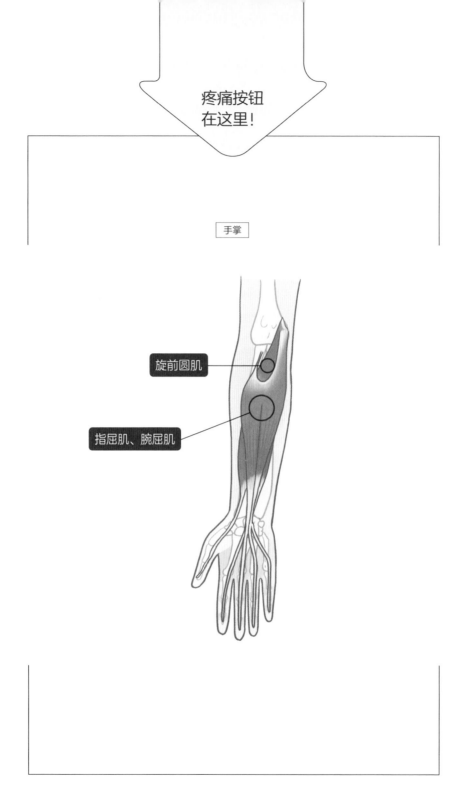

疼痛按钮
在这里！

手掌

旋前圆肌

指屈肌、腕屈肌

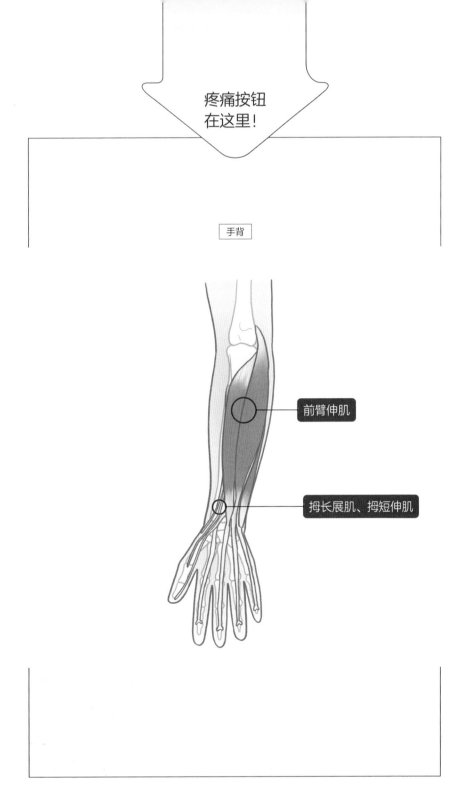

疼痛按钮
在这里!

手背

前臂伸肌

拇长展肌、拇短伸肌

手腕酸痛时

拇长展肌与
拇短伸肌

手背

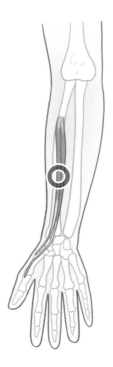

寻找肌肉

拇长展肌与拇短伸肌是从手腕延伸至拇指的两条肌腱。在按压时，要轻柔放松拇长展肌与拇短伸肌，而不是放松疼痛部位。

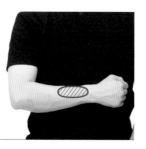

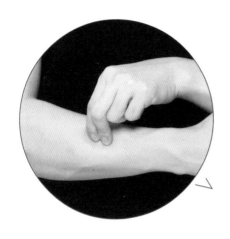

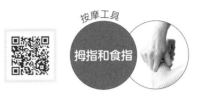

按摩工具

拇指和食指

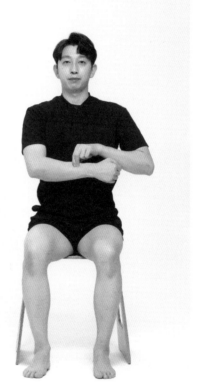

注意事项

如果直接按压疼痛部位，
症状可能会加重。要按压
疼痛部位上方的肌肉，如
果有特别疼痛的部位，可
以充分放松。

1 右臂肘部呈弯曲状态，握拳。

2 用左手的拇指和食指在右手拇指上方10～15厘米处按压8秒。

3 向肘部方向按压，每个部位按压8秒。

4 对侧拇长展肌与拇短伸肌也采用同样的方法按压。

肘部内侧酸痛时

旋前圆肌

手掌

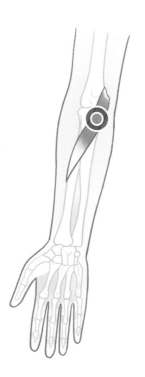

寻找肌肉

旋前圆肌是起翻转手部作用的肌肉，从肘部延伸至前臂前方。用对侧手轻轻抓握前臂中间位置，握拳后向内侧旋转时，触摸到的凸起的肌肉就是旋前圆肌。

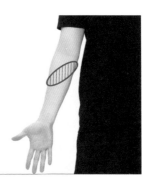

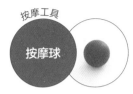

按摩工具

按摩球

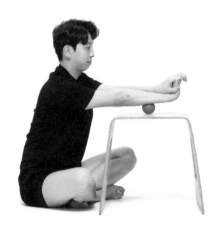
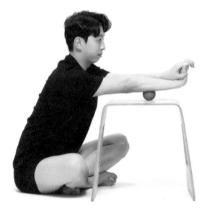

1 右臂放于按摩球上，手掌朝向地面。

2 左手放于右手手背上十指交叉，右手手背向背侧勾起。

3 在此状态下，从手腕上部到肘部下部每个部位按压按摩球8秒，放松肌肉。

4 对侧旋前圆肌也采用同样的方法进行按压。

一握鼠标就有刺痛感时

指屈肌、腕屈肌

手掌

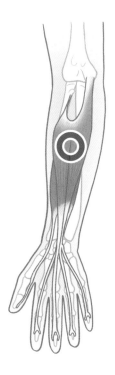

寻找肌肉

指屈肌、腕屈肌是手掌向上时在正面看到的肌肉。
轻轻握拳，在屈肘状态下弯曲手腕，就可以触摸到
前臂收缩的指屈肌、腕屈肌。

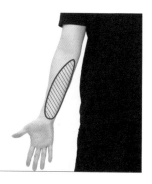

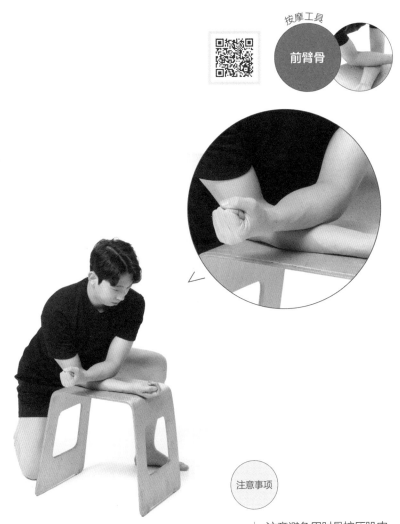

按摩工具

前臂骨

注意事项

注意避免用肘骨按压肌肉。

1 右臂放于椅子上，手掌朝上握拳。

2 保持左侧手掌朝上握拳的状态，将左臂横放于右臂之上。

3 用左前臂骨按压右臂内侧肌肉8秒。

4 对侧指屈肌、腕屈肌也采用同样的方法按压。

肘部酸痛时

前臂伸肌

手背

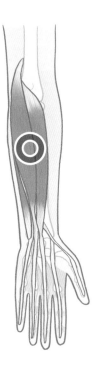

寻找肌肉

在手背朝上的状态下，从手腕到肘部前侧的肌肉就是前臂伸肌。轻轻握拳，在屈肘状态下抬起手腕，就可以触摸到收缩的前臂伸肌。

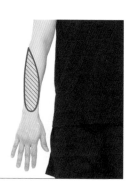

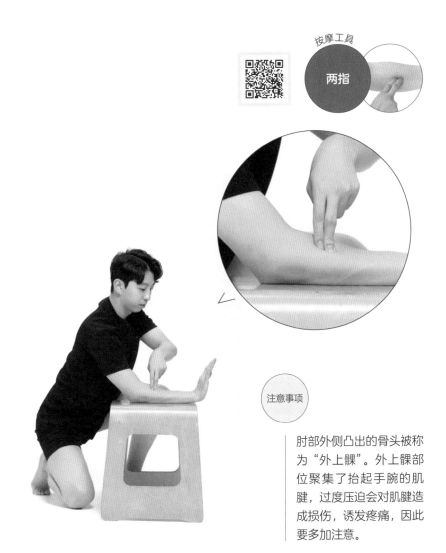

按摩工具

两指

注意事项

肘部外侧凸出的骨头被称为"外上髁"。外上髁部位聚集了抬起手腕的肌腱，过度压迫会对肌腱造成损伤，诱发疼痛，因此要多加注意。

1 右臂放于椅子上，手背朝上。此时，手腕部分要伸到椅子之外。

2 右手腕向上抬起时，用左手食指和中指按压凸起处8秒。

   Tip 在按压肌肉的状态下，手腕抬起放下，可以提高放松效果。手腕放下时，要轻轻按压，抬起的同时增加按压力度。

3 对侧前臂伸肌也采用同样的方法按压。

按压

脚和

脚踝

疼痛时

下蹲困难
腓肠肌

下蹲的动作做起来有些困难？这是脚踝活动性下降时出现的现象。对脚踝活动性影响最大的是腓肠肌。腓肠肌是起自腘窝上方和外侧，分布至脚后跟的肌肉，踮起脚尖时，小腿肚上凸起的心形肌肉就是腓肠肌。

同时维持膝关节稳定性和踝关节稳定性的腓肠肌，在缩短时会出现问题。脚踝可以向脚背方向活动20度，向脚掌方向活动40度，如果腓肠肌过度紧张，就会对脚踝的抬起产生阻力，从而使脚踝的活动受到限制。如果脚踝的活动性下降，那么不仅做下蹲的姿势会很困难，而且爬楼梯或在平地上行走时，脚踝也会发生疼痛。在这种状态下，反复进行坐的动作，膝盖或髋关节就会通过更大的动作进行代偿，最终造成肌肉失衡，骨盆变形。如果此时声称要放松腓肠肌，却一味地进行拉伸运动，反而可能会出现肌肉收缩而使腓肠肌进一步缩短。

腿部肿胀、疼痛
比目鱼肌

如果腿部出现水肿、痉挛、疼痛等症状，就要放松比目鱼肌。

比目鱼肌大面积覆盖于小腿后侧，位于腓肠肌的深层，被称为"第二心脏"，在血液循环中起着非常重要的作用。众所周知，比目鱼肌是通过肌肉的反复收缩和放松帮助血液回到心脏的肌肉。由于胫骨神经、胫骨静脉和胫骨动脉紧贴于比目鱼肌的内侧，如果比目鱼肌变弱或过于紧张而导致此项功能下降，那么腿部的血液循环就会出现问题。小腿肿胀，挤压神经，可导致肌痉挛。因此，管理好比目鱼肌尤为重要。

脚踩地时有刺痛感
足底筋膜

如果走路时总感觉到刺痛，那么很有可能患上了足底筋膜炎。足底筋膜是一种广泛分布于足底以维持足部弧度的纤维组织，足底筋膜炎是一种足底筋膜发炎的疾病。之所以会发生足底筋膜炎，是因为足底筋膜在紧绷的状态下受到了冲击。那么，足底筋膜为什么会紧绷呢？如果小腿肌肉缩短或紧张，就会向上牵拉足底筋膜，足底筋膜就会因此而变得紧绷。位于足底的内在肌群变短，牵拉足底筋膜，也会使其紧绷。在这种状态下，如果位于脚后跟的骨头跟骨到足底前方的足底筋膜受到集中冲击，就会产生炎症和疼痛。

人们常常认为，如果发生足底筋膜炎，就要用足底滚球的方式来放松足底筋膜。但是足底筋膜已经变弱了，或者被强大的小腿肌肉拉伸着。此时，如果直接按压刺激足底筋膜，就会对其造成损伤，所以最好通过按压其他部位来放松肌肉。跟腱是由比目鱼肌和腓肠肌的肌腱聚合而成的一条肌腱，通过对其进行刺激来缓解小腿肌肉的紧张或者激活足底内在肌群的足部核心运动较为合适。

足底内在肌群被称为足底的"核心肌肉"，它是由众多肌肉、肌腱和筋膜组成的。它在打造足底内侧的弧度方面起着重要作用，并有助于脚趾的活动。它还有助于保持足部的平衡，以支撑体重。如果发挥多种作用的足底内在肌群变短或变弱，那么稍微走走就很容易疲劳，足底筋膜就会发生疼痛。因此，若要缓解疼痛，最好放松足底内在肌群。

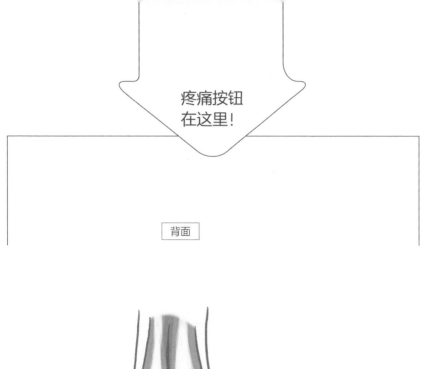

疼痛按钮
在这里！

背面

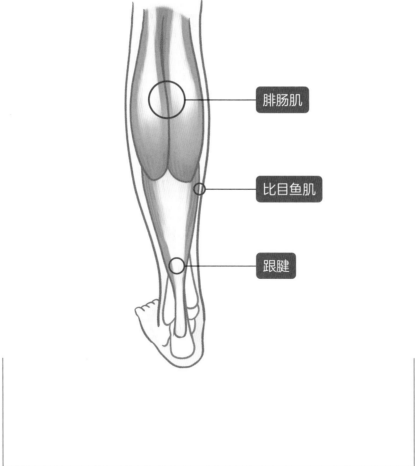

腓肠肌

比目鱼肌

跟腱

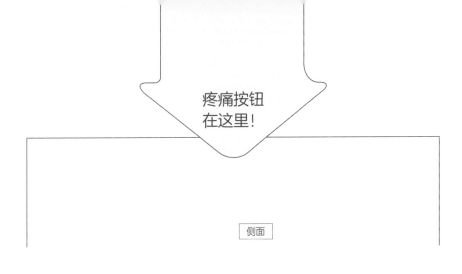

疼痛按钮
在这里！

侧面

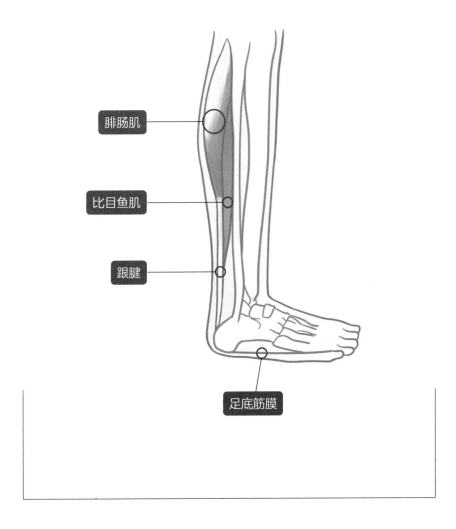

腓肠肌

比目鱼肌

跟腱

足底筋膜

下蹲后脚踝疼痛时

腓肠肌

背面

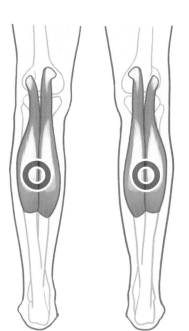

寻找肌肉

腓肠肌在小腿后侧分成两股，从膝盖以上延伸至脚后跟。在膝盖伸直的状态下，踮起脚就能触摸到的小腿肚上凸出的心形肌肉就是腓肠肌。

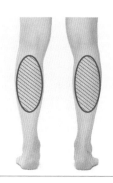

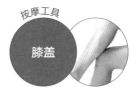
如果膝盖出现疼痛，则立即停止按压，可利用按摩球来放松肌肉。如果撑于地面的手和肩部感到不适，可以采取仰卧的姿势进行。

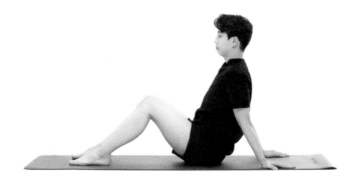

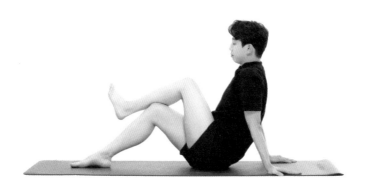

1 坐在地上，双膝屈曲立起，双手撑于身体后侧的地面。

2 左侧小腿放于右膝上，然后用膝盖轻柔按压小腿8秒。

　Tip 轻柔按压小腿并捋一捋，效果更佳。

3 对侧腓肠肌也采用同样的方法按压。

腿总是浮肿时

比目鱼肌

背面

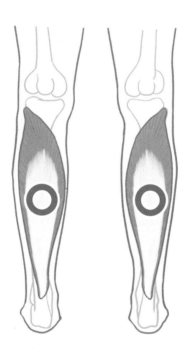

寻找肌肉

比目鱼肌是广泛分布于小腿后侧形似比目鱼的肌肉。如果将腓肠肌收起，可以看到比目鱼肌就位于其内侧。坐在椅子上，将一条腿放于另一条腿的膝盖上，呈"4"字形。在此状态下，将手放于膝上腿的足底后，脚踝与手互推，此时小腿收缩的肌肉就是比目鱼肌。

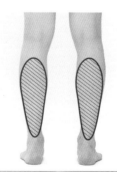

按摩工具

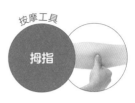

拇指

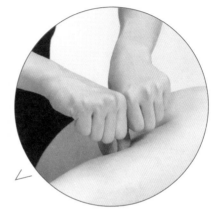

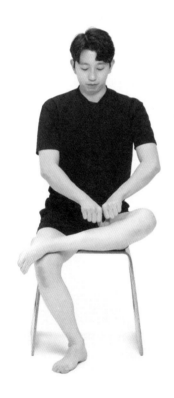

注意事项

不要强力按压，以不产生疼痛为宜。力度过重，反而会使肌肉受损，使其变得更加僵硬。

1 坐在椅子上，将左脚踝置于右膝上。

2 用双手拇指轻轻按压左腿胫骨内侧8秒。

3 对侧比目鱼肌也采用同样的方法按压。

每次脚踩地都感觉刺痛时

跟腱

背面

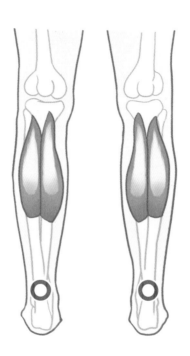

寻找肌肉

跟腱是位于跟骨上的肌腱。坐在椅子上，将一条腿放于另一条腿的膝盖上，呈"4"字形。在此状态下，将脚踝向脚背方向抬起，此时脚踝周围紧绷的肌腱就是跟腱。

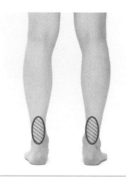

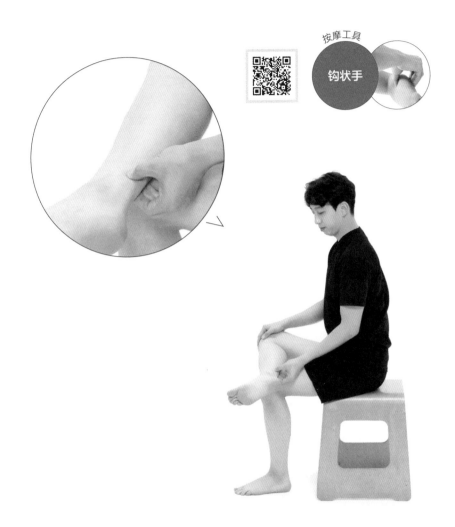

按摩工具

钩状手

1 坐在椅子上，将右腿置于左膝上。此时，使右脚踝位于左膝上。

2 左手呈钩状，然后掐捏按压右脚踝后侧8秒。

3 对侧跟腱也采用同样的方法进行按压。

PART 4

每天10分钟拉伸运动，从酸痛中解放出来

远离疼痛，增强身体柔韧性的各部位拉伸运动

保持身体健康的
最强运动：拉伸运动

平时，当身体感到酸痛或者发沉时，我们会不自觉地伸懒腰，这可能是身体发出的一种信号，它告诉我们："你的肌肉状态不好，很长时间不动了，赶紧拉伸一下肌肉。"这也正是我们做拉伸运动的原因。拉伸运动是使缩短的肌肉恢复到正常长度的过程。如果坚持错误的姿势和生活习惯，那么身体就会与之相适应，从而导致肌肉长度发生变化，而肌肉变短又会导致运动受限、体形变化、出现疼痛等多种问题。此时做拉伸运动，变短而僵直的肌肉会被轻柔地拉伸，恢复到正常长度。关节周围的肌肉被激活，不仅能改善身体功能，还能扩大关节的活动范围，从而增强运动能力。因为身体本来的运动得到了恢复，所以疼痛得以缓解，还可以避免因身体僵硬而受伤的风险。另外，随着血液循环变得通畅，体内代谢产物会迅速排出，从而提高免疫力。

拉伸运动是任何人都可以轻松完成的运动，但也有需要注意的地方。这就是不能盲目加重力度。有的人认为：既然要做拉伸运动，那就做到感觉到酸爽为止。如果这样过度拉伸，可能会拉伤韧带或对肌肉造成损伤。也就是说，如果无视身体的疼痛而进行过强的拉伸运动，必然会带来负面后果。如果把肌肉想象成橡皮筋，就很容易理解了。橡皮筋具有弹性，如果超过其拉伸极限，橡皮筋就会失去弹性或断开。

肌肉也是如此。慢慢以不产生疼痛的力度做拉伸运动是摆脱疼痛的最快方法。通过拉伸运动拉伸肌肉，可以消除肌肉失衡。但是如果过度拉伸，就会对肌肉造成损伤。此外，由于肌力减弱，拉伸时长不能超过1分钟，最好拉伸15～30秒。

动态拉伸运动与静态拉伸运动相结合，效果才能倍增

拉伸运动大致可分为静态拉伸运动和动态拉伸运动。静态拉伸运动是指在最大程度拉伸肌肉的状态下保持姿势15～30秒的运动，瑜伽就是最有代表性的静态拉伸运动。在整个关节的活动范围内轻柔运动的动态拉伸运动，是通过运动来缓解肌肉僵直的。

那么，什么样的拉伸运动有助于消除疼痛呢？大多数运动员会在比赛前通过动态拉伸运动来放松肌肉。在不断运动的同时做拉伸运动，不是通过被动拉动来拉伸肌肉，而是通过自我用力、提高活性来拉伸肌肉。因为是在物理拉伸的同时提高神经系统的活性，所

以可以在不降低运动执行能力的情况下做拉伸运动。相反，静态拉伸运动是通过被动拉动来拉伸肌肉的，因此有助于缓解肌肉过度缩短而引起的疼痛。

换句话说，动态拉伸运动有助于安全地激活神经肌肉系统，而静态拉伸运动则可以有效地缓解疼痛，使肌肉长度回归正常。因此，如果通过按压疼痛按钮放松肌肉，那么就应当有选择性地进行动态拉伸运动和静态拉伸运动，恢复肌肉的长度，并激活肌肉的功能。这样才能切断疼痛链，摆脱生活习惯病，拥有健康的身体。

错误的拉伸运动反而会毁坏身体

拉伸运动只有被正确认识，才能成为拯救我们身体的运动。很多人因为做错误的动作反而令身体不舒服。最具代表性的动作就是下桥（下腰）。这是从仰卧姿势到抬起臀部的动作，它可以激活和提升臀部肌肉。但是，如果方法不当或者活动过度，就会引发腰痛，加速骨盆变形，甚至会造成颈椎损伤。

下桥应该固定背部，只使用臀部肌肉来抬起臀部，而非腘绳肌。竖脊肌不能过度紧张。但是很多人只固定背部的上部，然后用力抬起腰部和背部。虽然臀部也会受力，但如果此时触摸腘绳肌和竖脊肌，就会发现这两处肌肉过度收缩。这种不均衡的紧张可能会导致腰痛。因此，在做拉伸运动前，要首先了解哪些部位应该用力，哪些肌肉应该拉伸，这一点非常重要。

拉伸

背部酸痛、**头部**疼痛时

零疼痛
颈部与背部拉伸运动

沿下颏拉伸

通过做此项运动，颈部前侧的斜角肌可以得到放松，从而防止后颈部肌肉紧张。强化颈部周围的肌肉，可以缓解颈部后侧疼痛、紧张性头痛等。

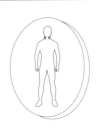

 运动效果：放松斜角肌
需要拉伸的部位：转头时对侧颈部前侧肌肉

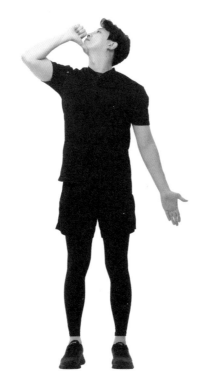

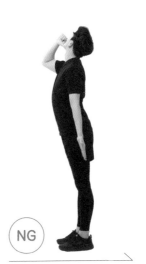

 NG

避免过度向后送左臂，
导致腰部向前

1 双脚分开，与肩同宽站立。

2 右手拇指放于下颏，然后沿右对角线上提。

3 左臂伸直，在手掌朝前的状态下向后送臂。

4 保持动作1分钟左右后，对侧也采用同样的方法
  进行。

文老师的建议

做动作时，集中精神注意斜角肌被拉伸的感觉。如果后颈部或手臂感到发麻，请减轻力度或停止做动作。

抓握颈部，推头部

这是一项仅通过颈部肌肉用力来强化颈部周围肌肉的运动，有助于恢复颈部的正常曲线。这一运动推荐给有一字颈或乌龟颈的朋友。

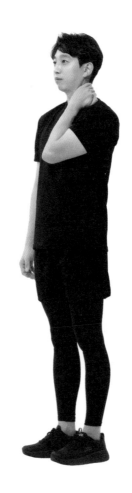

1 双脚分开，与肩同宽站立。

2 左手呈钩状抓握颈部，肘部朝胸部方向放下并固定。

运动效果：**稳定斜角肌**
需要拉伸的部位：**颈部前侧肌肉和颈部侧面肌肉**

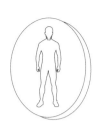

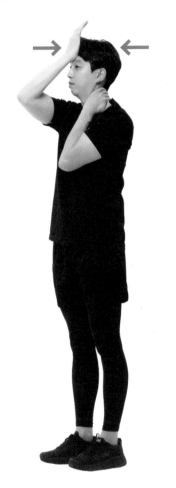

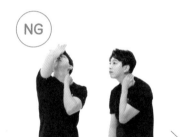

如果颈部不用力，颈部就会向后弯。扶直颈部，避免其向前伸，再进行。

 文老师的建议

因为斜角肌是呼吸辅助肌，所以在做拉伸运动的时候要配合呼吸才会更有效。注意不要无意识地屏住呼吸。

3 右手伸开，放于额头，然后手向额头方向推，额头支撑住使自己不被推开。

Tip 推的力量和支撑的力量要平衡，头部要保持不动。

4 呼吸，保持10秒后慢慢放松。

5 重复10次后，对侧也采用同样的方法进行。

用毛巾拉伸颈部肌肉

恢复胸锁乳突肌的正常长度，不仅可以预防紧张性头痛，还可以预防乌龟颈、椎间盘突出等退行性改变。

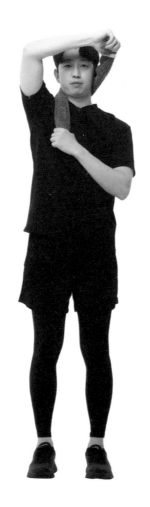

1 双脚分开，与肩同宽站立，将毛巾围于颈部。

2 左手抓住右侧毛巾末端，右手抓住左侧毛巾末端，然后向额头方向提拉。

运动效果：**恢复胸锁乳突肌的正常长度**
需要拉伸的部位：**使颈部转动的那一侧的斜角肌**

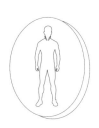

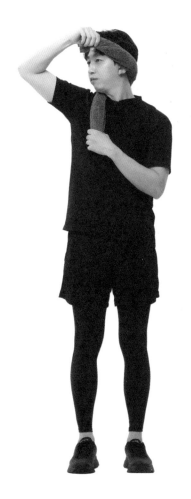

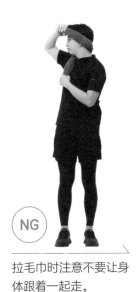

NG

拉毛巾时注意不要让身
体跟着一起走。

3 右手慢慢拉毛巾，使颈部向右转动。

　Tip　沿着毛巾被拉的方向，颈部自然跟随即可。

4 集中精神注意肌肉被拉伸的感觉，重复20次后，对侧也采用同样的方法进行。

十指交叉，左右转动颈部

通过颈部后侧肌肉的收缩，颈部前侧肌肉可以得到放松。背部和后颈部的僵硬感消除，颈部可以回复至正常位置。

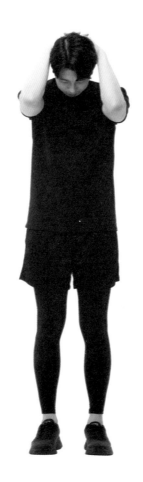

1 双手十指交叉放于后脑勺，慢慢拉低头部。

   Tip 两肘自然前屈。

运动效果：**放松枕下肌等后颈部肌肉**
需要拉伸的部位：**颈部后侧肌肉、颈部侧面肌肉**

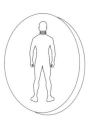

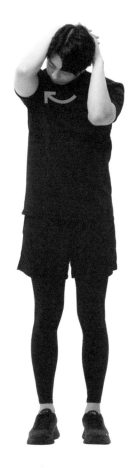 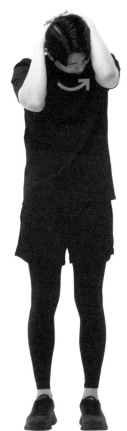

2 像滑轮一样左右转头10次。

 文老师的建议

身体保持不动，手臂随头部一起旋转。注意颈部旋转角度不要超过45度。做扭转动作时如有疼痛感，请立即停止。

拉低头部，抬起手臂

当出现落枕时，这是一项很好的运动。此项运动可减轻后颈部和背部的酸痛感，缓解手臂发麻的症状。

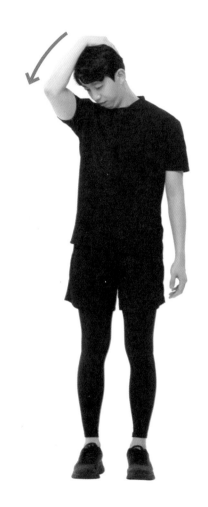

1 站直，左手自然下垂，右手完全包住左后脑勺。

2 集中精神注意肩胛提肌被拉伸的感觉，将右手慢慢向腋下方向拉。

运动效果：肩胛提肌拉伸及功能恢复
需要拉伸的部位：拉力方向对侧的颈部侧面和肩部

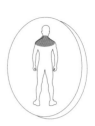

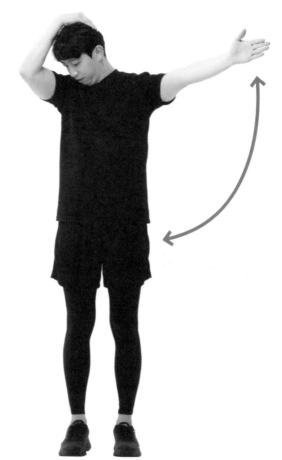

3 保持低头的状态，左臂向45度方向伸展，抬至眼睛高度后放下。

4 重复8次后，对侧也采用同样的方法进行。

 文老师的建议

如果手臂抬起时出现发麻的症状，请停止做动作，先充分进行颈部拉伸。

保持四足跪姿，抬头后低头

对有一字颈的朋友来说，这是一项非常好的运动。通过做此项运动，颈部会变得灵活，可确保髋关节和肩关节的稳定性。

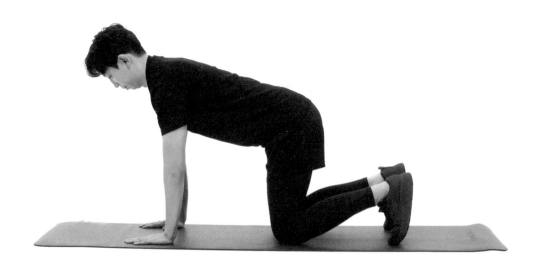

1 双手和双膝触地，跪伏。双膝分开，与骨盆同宽，肩部远离耳朵。

　Tip　采用手腕在肩部下方、膝盖在髋关节下方的姿势。

运动效果：恢复肩胛提肌的正常运动

需要拉伸的部位：后颈部和前颈部

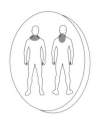

NG

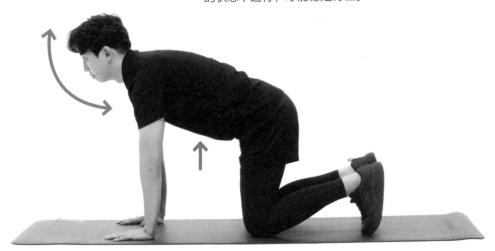

拉低下颏时，避免背部塌陷。只有在背部拱起的状态下进行，才能稳定脊柱。

2 背部拱起，抬头，然后慢慢拉低下颏。

3 重复20次。

文老师的建议

一定要以双耳为轴，活动头部，这样才能达到良好的运动效果。

张开双臂，向后送臂

自行用力后，手臂会向后翻，可激活中部斜方肌和菱形肌，并可安全拉伸胸部前面的肌肉。驼背或圆肩也会得到改善。

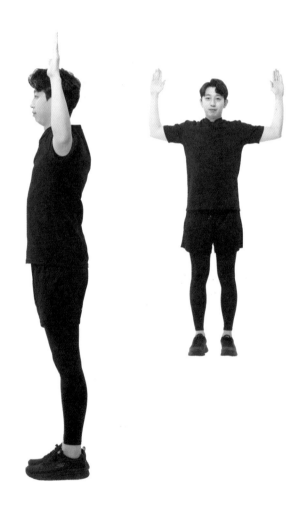

1 挺直腰部，站直。

2 双臂向两侧张开，肘部弯曲成90度。此时，手掌伸直，朝向正面，指尖朝向天花板。

运动效果：**放松胸小肌**
需要拉伸的部位：**位于腋下内侧的胸肌**

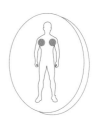

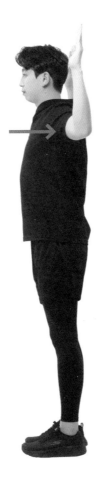

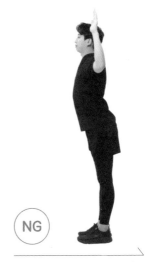

NG

注意肩部不能跟着向后走，
头部不能向前方移动。

3 肩部尽可能保持固定，在此状态下向后送双臂。

　Tip 集中精神注意胸小肌被拉伸的感觉。

4 重复20次。

手放于后脑勺，旋转胸椎

随着胸椎灵活性的增强，整个躯干的灵活性和姿势都会有所改善。这是一项有效缓解因颈部变形或僵硬引起的疼痛的运动。

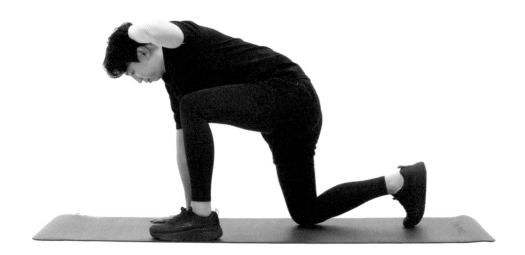

1 双手和双膝触地，跪伏。

2 左手伸直，放于后脑勺，左膝立起，左脚与右手放于同一水平位置。

运动效果：激活肩袖肌群，增强胸椎灵活性
需要拉伸的部位：位于腋下内侧的胸肌、胸椎

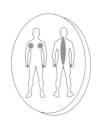

NG

不要过度旋转胸椎，以免扭伤腰部。

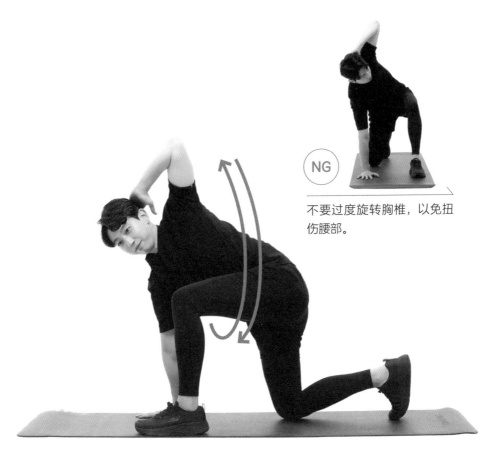

3 左肘向上抬起的同时旋转躯干。

4 左肘向下转动的同时旋转躯干。

5 做往复动作5次，对侧也采用同样的方法进行，各做2组动作。

躺于泡沫轴上，转动手臂

此项运动强烈推荐给受驼背困扰的朋友。它可以缓解肩颈僵硬，还可以激活核心肌群功能。此项运动还有助于骨盆变形的恢复。

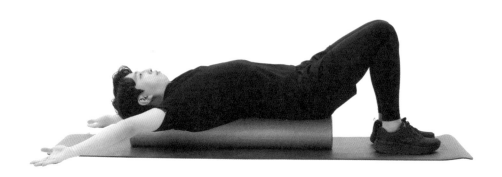

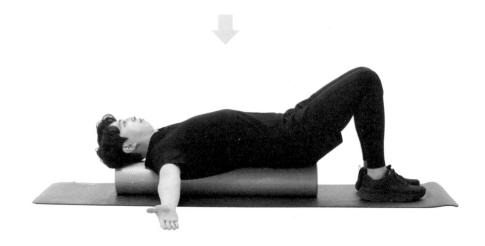

1 纵向放置泡沫轴，躺于其上，使后脑勺到尾骨均能接触到泡沫轴。

2 双臂举过头顶，手背触地。

运动效果：**动态拉伸与激活胸小肌**
需要拉伸的部位：**腋下侧面胸肌**

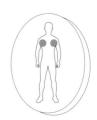

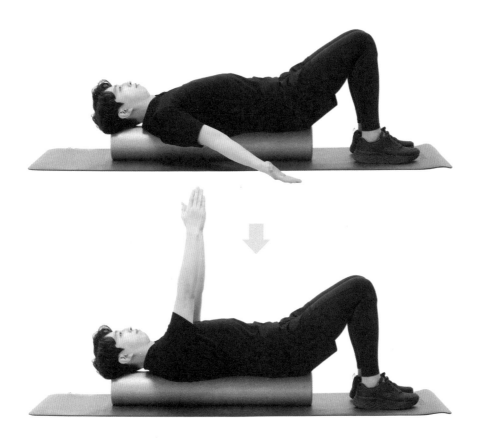

3 向外划大圆，双臂慢慢放于大腿两侧，然后向
   上抬起，使双手指尖朝向天花板。

4 重复进行15次。

文老师的建议

在不勉强的范围内进
行。如有疼痛感，请
先在地面上进行，不
放置泡沫轴。此时，
手臂贴着地面扫下来
再抬起即可。

拉伸

颈部僵硬、手臂疼痛时

零疼痛
肩部拉伸运动

张开手臂，耸肩

这是一项降低上斜方肌紧张度并激活上斜方肌的运动，对有乌龟颈、一字颈的朋友很有帮助。

 运动效果：动态拉伸与激活上斜方肌
需要拉伸的部位：肩部上方肌肉

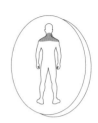

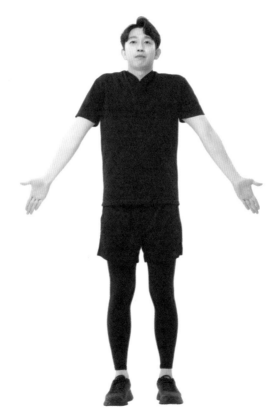

1 以正确姿势站立，双臂伸直后向上抬起45度左右。此时，手掌伸开，朝向正面。
2 以肩部和耳朵靠近的姿势，耸起双肩。
3 进行20次，做2组。

 文老师的建议

耸肩的时候，不只是手臂在活动，要有整个上半身向上移动的感觉。

躺下，用手牵拉对侧膝盖

此项运动可以降低肩部上方肌肉的紧张度，扩大肩部的活动范围，还可以减轻背部的酸痛感，提高上背部的柔韧性。

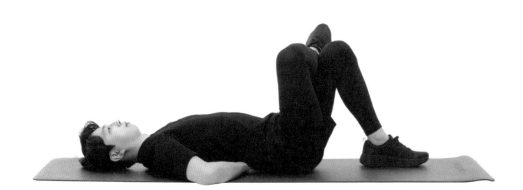

1 在仰卧的状态下，右手手背向上平放于腰部后侧。

2 立起双膝后，将右脚踝放于左膝上。

运动效果：**静态拉伸冈下肌**
需要拉伸的部位：**肩胛骨后侧肌肉、肩膀根部侧面肌肉**

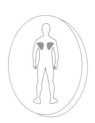

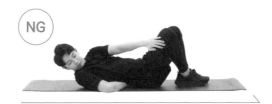

仅用手牵拉对侧膝盖，冈下肌就能被拉伸，所以不要勉强转身。

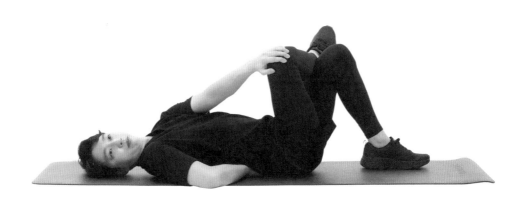

3 左手拉右膝，保持15秒。

4 对侧也采用同样的方法进行。

在身体前后移动带子并拉动

当向两侧拉带子时，肩部周围的肌肉会随着收缩而被激活。特别是肩袖的活动性增强，会使肩部趋于稳定。这一动作对因肩部损伤而导致背部和颈部疼痛的朋友很有帮助。

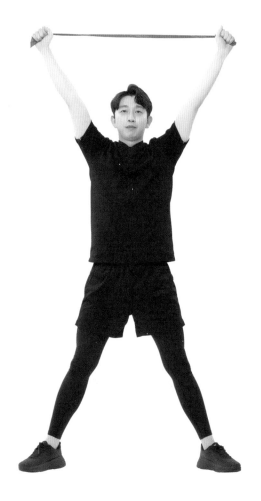

1 双脚分开，与肩同宽站立。

2 双手抓住带子，举过头顶，然后向两侧拉动带子，宽度与双腿分开的宽度相当。

运动效果：激活锁骨下肌和上斜方肌神经
需要拉伸的部位：肩部上侧肌肉、锁骨线周围肌肉

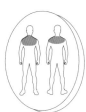

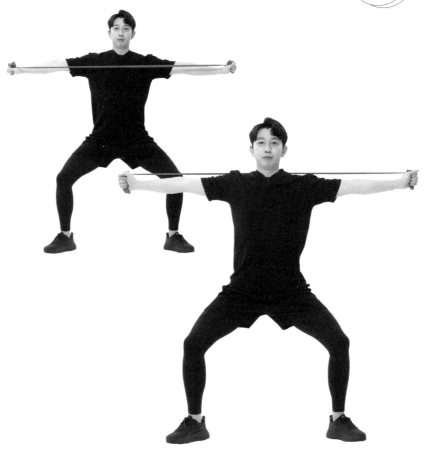

3 屈膝30度左右，将带子放于身前，向两侧拉直。

4 膝盖伸直，同时双臂向上抬起，摆出投降的姿势。

5 再次屈膝30度左右，将带子送至背后，向两侧
拉直。

6 重复前后往复动作20次。

 文老师的建议

当在身体前后拉动带
子时，身体和头部应
保持笔直，避免移
动。请不要忘记，臀
部也要用力，避免腰
部向前弯时臀部过度
向后倾斜。

靠于墙壁，拉伸腋下内侧

当手臂因肩部酸痛而抬不起来时，此项运动会很有帮助。拉伸腋下周围肌肉和肋部肌肉，可以使运动变得更加自如，身体柔韧性得到提高。

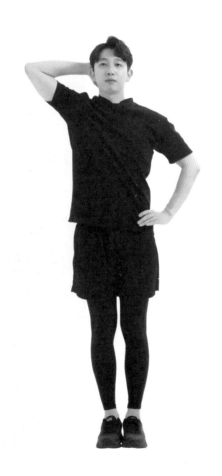

1 位于墙壁左侧，距离墙壁一步站直。

2 右手伸开，放于后脑勺，右肘靠于墙壁。左手自然地放于骨盆上。

运动效果：**放松肩胛下肌**
需要拉伸的部位：**腋下内侧肌肉**

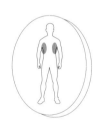

NG

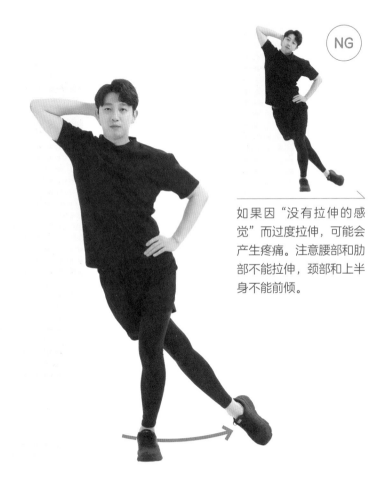

如果因"没有拉伸的感觉"而过度拉伸，可能会产生疼痛。注意腰部和肋部不能拉伸，颈部和上半身不能前倾。

3 右脚向左后方推送，保持10秒，集中精神注意肩胛下肌被拉伸的感觉。

4 重复5次后，对侧也采用同样的方法进行。

用双臂拉带子，转动肩部

此项运动可以使肩胛骨转回原位，从而找到肩关节周围肌肉的平衡，对于因驼背而经常背部酸痛、因圆肩而导致肩部疼痛、有肩周炎的朋友很有帮助。

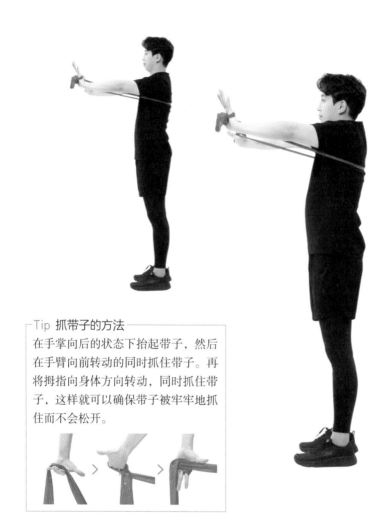

Tip 抓带子的方法

在手掌向后的状态下抬起带子，然后在手臂向前转动的同时抓住带子。再将拇指向身体方向转动，同时抓住带子，这样就可以确保带子被牢牢地抓住而不会松开。

1 在站直的状态下，双手抓住环绕背部的带子，然后用手缠绕一次，使其从拇指和食指之间穿过。

2 双臂向前伸直，双脚分开，稍比肩宽。

运动效果：肩胛骨回归至原位
需要拉伸的部位：蝴蝶骨周围肌肉

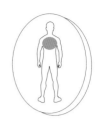

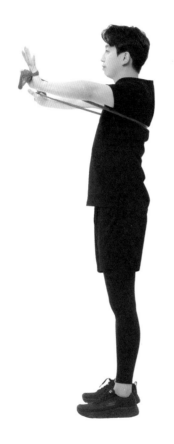 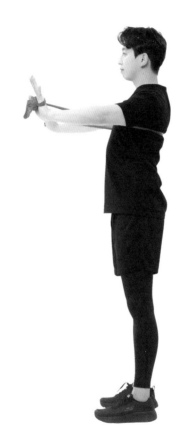

3 在手臂固定不动的状态下，两侧肩部向上→向
　后→向下→向前呈圆形转动。

4 进行15次，做2组。

 文老师的建议

要注意姿势不要前
倾，颈部不要向前
伸。避免做动作时肩
部发出响声，应在肩
部不发出响声的范围
内进行。

肘部靠于墙壁，俯身

此项运动推荐给肩部活动时发出响声或腋下内侧拉伤的朋友。随着背部得到舒展，背部周围肌肉和腋下、肋部肌肉得到放松。

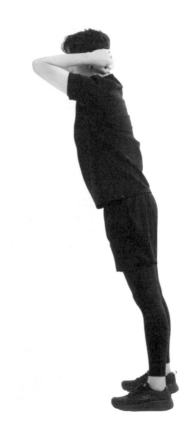

1 面对墙壁，距离墙壁一步站直。

2 双手十指交叉放于后脑勺，两肘靠于前侧墙壁上。

运动效果：静态拉伸与放松前锯肌

需要拉伸的部位：腋下和肋骨下方的肌肉

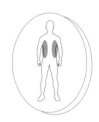

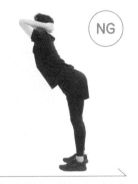

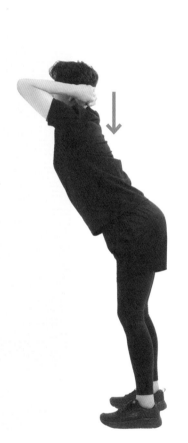

NG

在膝盖伸展的状态下过度弯腰，可能会诱发腰痛，因此要小心。

3 集中精神注意肋骨附近肌肉被拉伸的感觉，慢慢俯身。

　Tip 微微屈膝，以便轻柔地俯身。

4 进行10次，做2组。

推用带子包裹的肘部，拉伸肌肉

通过做此项运动，肩胛骨的稳定性得以恢复，疼痛可以得到缓解。肩胛骨的运动会变得自如，腹部和肩关节周围的肌肉将得到强化。

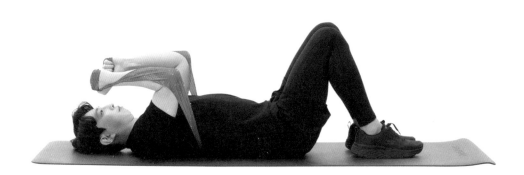

1 将带子横放于地面上，仰卧于其上，然后立起双膝。

2 双手抓住带子，向天花板方向伸直，然后两肘弯曲成90度。

　　Tip 此时，要确保肘部用带子包裹好。

运动效果：激活前锯肌
需要拉伸的部位：腋下内侧的深层肌肉

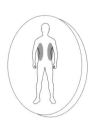

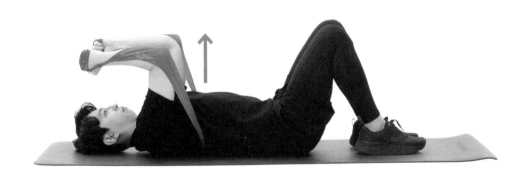

3 用双肘向上推送带子。

4 进行20次，做3组。

 文老师的建议

注意屈肘时保持90度角，肩部不要过度使用。如果核心稳定性即腹部稳定性差，请尝试用单臂进行。

拉伸

缓解腰部疼痛的
零疼痛
腰部拉伸运动

躺于泡沫轴上，脚后跟触地

此项运动可以舒展腰部，防止脊柱结构性变形，恢复脊柱的稳定性。脊柱周围肌肉可以得到放松，腹部的核心功能可以得到提升，矫正骨盆的效果也不错。

运动效果：恢复脊柱的稳定性
需要拉伸的部位：腹部和脊柱周围肌肉、腹股沟肌肉

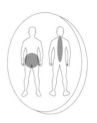

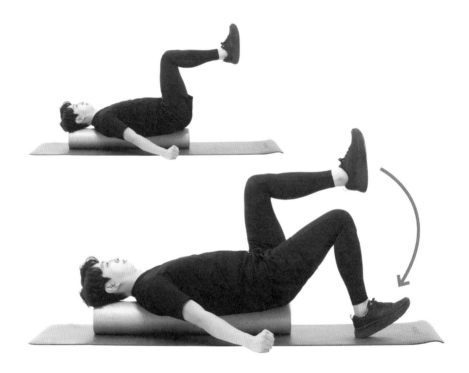

1 在地面上纵向放置泡沫轴，仰卧于其上。

2 双手握拳自然地放于地面上，双膝抬起成90度。

3 腹部用力，放下右腿，用脚后跟轻轻触地后再次抬起。

4 对侧也采用同样的方法进行，然后做往复动作10次，共做5组。

背部拱起，移动骨盆

这是一项在移动骨盆的同时使腰部回归原位并恢复曲线的运动。此项运动有助于脊柱稳定，可以提高腰部和骨盆的柔韧性。

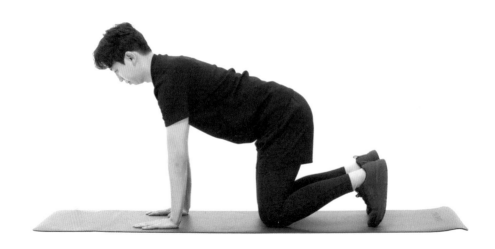

1 双手、双膝和双脚尖触地，跪伏。此时，采取手腕在肩部下方、膝盖在髋关节下方的姿势。

运动效果：**恢复脊柱生理曲度**
需要拉伸的部位：**脊柱周围肌肉**

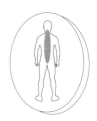

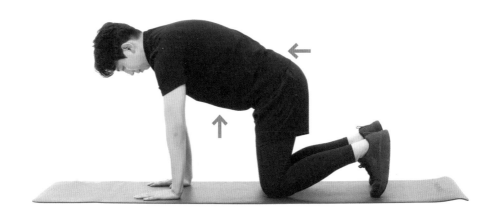

2 在背部拱起的状态下，向前移动骨盆，找到腰
  部的中立位置。

3 保持5秒后放松。重复10次。

 文老师的建议

做动作时，注意背部
不要塌下来。

躺于地上，抬起臀部

这是稳定腰部肌肉的动作。强化臀部肌肉和肛门周围肌肉，可以预防背部疼痛，防止受伤。

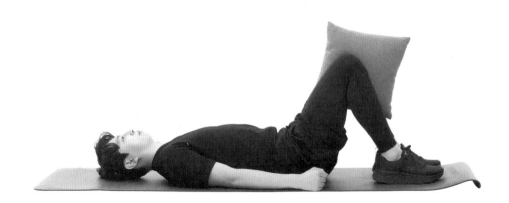

1 在仰卧的状态下屈双膝。双膝之间夹靠垫，双手握拳自然地放于身旁。

运动效果：激活臀部肌肉，稳定脊柱
需要拉伸的部位：腰部肌肉

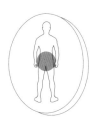

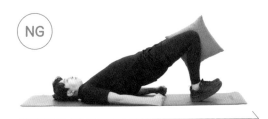

腰部和背部下部不能离地。过度抬起身体会使腰部受力，从而降低运动效果。

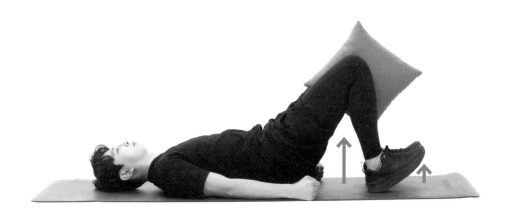

2 收紧靠垫的同时抬起臀部。

　Tip　抬起臀部时，腰部不要用力。

3 抬起前脚，仅脚后跟着地，保持此状态30秒。

4 重复10次。

趴伏，向后仰腰

这是众所周知的麦肯基运动，有助于恢复正常的腰部曲线，特别是在改善一字颈的同时还具有舒展驼背的效果，对腰椎间盘突出症、颈椎间盘突出症的治疗也有一定的作用。

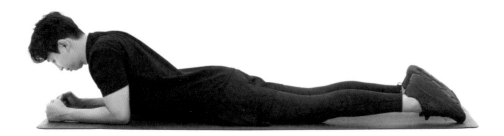

1 腹部贴于地面趴伏，双臂屈肘放于肩部下方。

运动效果：稳定髂腰肌，恢复腰部曲线
需要拉伸的部位：腰部肌肉

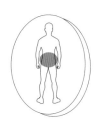

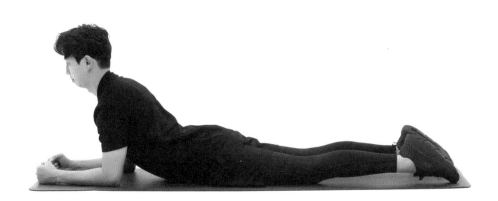

2 抬头挺胸。

　Tip 此时，腰部下方的肌肉和身体正面会感到
紧张。

3 深呼吸，保持姿势30秒后重复10次。

 文老师的建议

如果做动作时腰痛加重，则应停止或将强度减轻一些。当动作熟练后，请尝试用手掌推地面，同时将上半身抬起。

躺下，拉大腿

利用腹部的力量拉大腿，不仅可以强化腹部肌肉，还可以锻炼髋关节和臀部肌肉。另外，随着骨盆运动变得灵活，髂腰肌被激活，腰痛会得到改善。

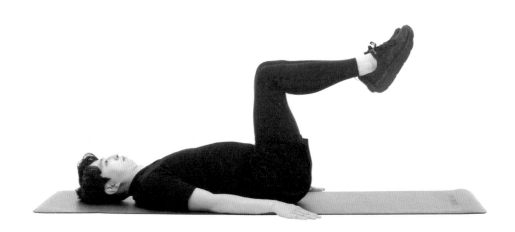

1 在仰卧的状态下，双膝抬起成90度。双手伸直，自然地放于地面上。

运动效果：激活髂腰肌
需要拉伸的部位：骨盆周围肌肉

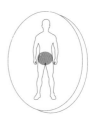

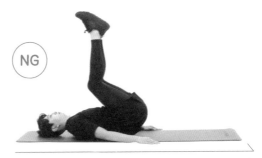

臀部不要抬得过高。如果肩部抬起，膝盖伸直，可能会变形成其他运动，因此要注意。

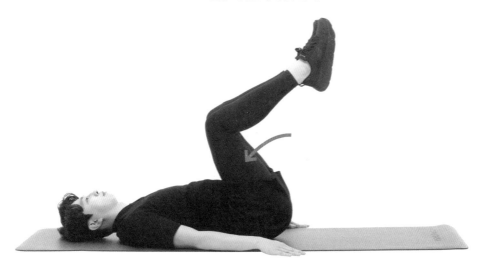

2 腹部用力，避免腰部用力，同时将两侧大腿拉向胸部。

3 重复10次，做3组。

躺下，挂上带子抬腿

此项运动推荐给大腿后侧僵硬、腰痛的朋友。此项运动有助于锻炼大腿和小腿即下半身后侧的肌肉。

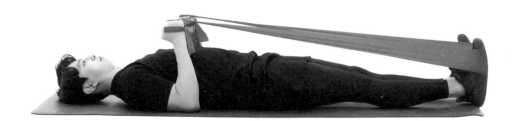

1 坐在地上，双手攥住带子，用右脚掌压住带子的中间部分，再仰躺在地面上。

2 拉紧带子的同时，双肘成90度，固定于肋部。

运动效果：**拉伸与激活腘绳肌**
需要拉伸的部位：大腿后侧肌肉、小腿肌肉

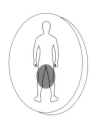

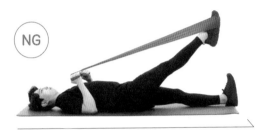

NG

腿抬起放下时，注意脚踝不要伸展。脚踝伸展
会导致腰部过度挺起。

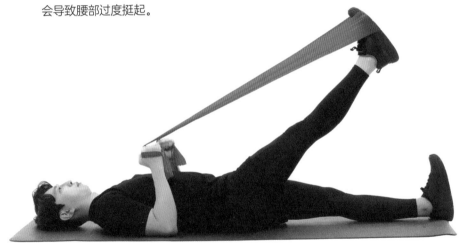

3 脚踝与脚底成90度，右腿抬起再放下。

4 感受大腿后侧肌肉被拉伸的同时，反复做腿抬起放下的动作20次。

5 对侧也采用同样的方法进行，重复3组。

拉伸

矫正发生移位的**骨盆**、消除刺痛感的

零疼痛
骨盆与髋关节
拉伸运动

抓住泡沫轴，身体像弓弩一样弯曲

此项运动可以拉伸脊柱、腹部和大腿外侧，改善髋关节失衡，还有助于缓解髋关节外侧疼痛。

 运动效果：**放松阔筋膜张肌**
需要拉伸的部位：**大腿外侧肌肉**

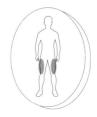

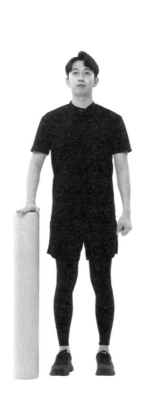
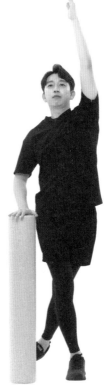

1 以正确姿势站立，用右手手掌扶住竖立的泡沫轴。

2 左臂伸直，向上举过头顶，尽量向右，左腿伸直，伸向泡沫轴后方，使身体像弓弩一样弯曲。

3 感受左大腿外侧肌肉放松的感觉，保持10秒。

4 重复3次后，对侧也采用同样的方法进行。

四足跪姿下，髋关节放下抬起

此项运动可以帮助变得僵硬的骨盆平稳旋转。大腿内侧肌肉将得到放松，髋关节活动范围将扩大。

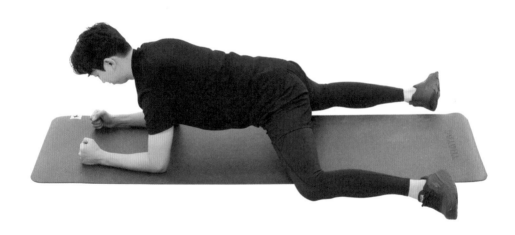

1 双肘和双膝触地，跪伏，然后双臂分开，与肩同宽，双膝尽可能打开。

运动效果：提高髋关节的灵活性

需要拉伸的部位：髋关节周围肌肉

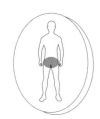

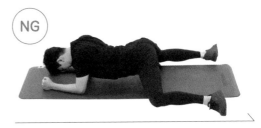

NG

腹部用力，避免腰部向下塌。

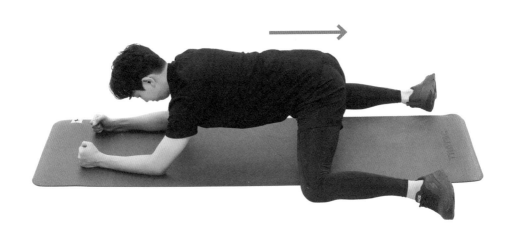

2 骨盆保持中立，将臀部慢慢向脚后跟方向推，
　 然后折返。

3 进行10次，做2组。

 文老师的建议

腰部和骨盆应保持中
立状态，仅活动髋关
节。请在不产生疼痛
的范围内进行。如果
肩部出现疼痛，应立
即停止。

侧卧，膝盖向前放下

这是一种变形的蚌壳式运动，有助于恢复骨盆的稳定性和髋关节的灵活性。此项运动有助于防止骨盆和髋关节乃至整个腿部发生结构性变形。

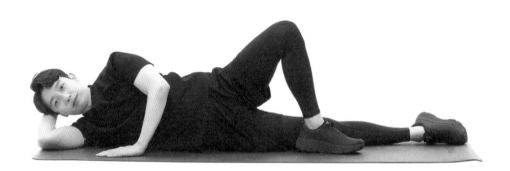

1 右臂托住头部，侧卧。左手伸开，自然地放于胸前。

2 右腿伸直，左腿膝盖立起，放于右腿前方。

运动效果：激活髋关节外旋肌
需要拉伸的部位：臀部肌肉

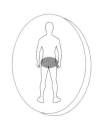

 文老师的建议

要控制好重心，避免膝盖向前放下时，身体向前方倾倒。

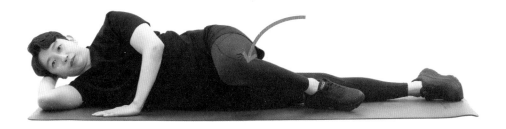

3 在左脚不离地的情况下，向前放下膝盖，感受臀部肌肉用力的感觉。

  Tip 像人鱼公主一样，在双腿并拢的状态下，分开双腿或用带子绑住脚踝，可以进一步强化动作。

4 进行20次，做3组，对侧也采用同样的方法进行。

左右翻双膝

此项运动可以激活骨盆和髋关节，放松变得僵硬的髋关节，提高身体的柔韧性，还有助于矫正骨盆扭曲或变形。

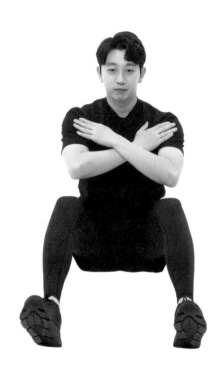

1 坐在地上，屈双膝。双腿分开，与骨盆同宽。双手交叉，轻轻放于肩部。

运动效果：**恢复髋关节的灵活性**

需要拉伸的部位：髋关节周围肌肉、臀部上方肌肉

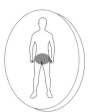

文老师的建议

如果腰部不能挺直而变为前屈姿势，可以用双手扶住后方地面来支撑身体，再做腿部动作。

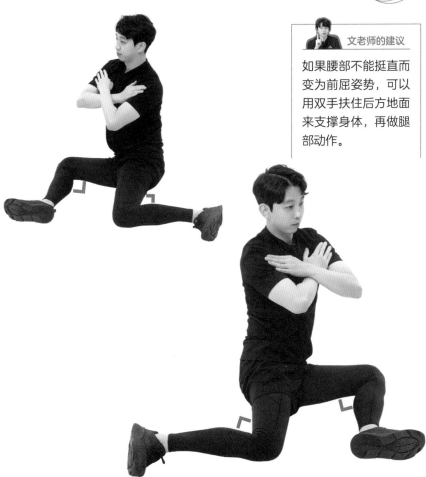

2 双腿同时向右侧放倒。此时，双膝保持90度屈曲状态。

3 接着双腿向左侧放倒。此时，双膝也保持90度屈曲状态。

4 左右翻膝，重复10次。

躺下，抬起一侧骨盆

这是一项将骨盆恢复到正确位置的运动。感受臀部肌肉收缩的同时向上抬起一侧骨盆，可以防止骨盆向一侧旋转而引起变形。同时，膝盖扭曲和疼痛也会得到缓解。

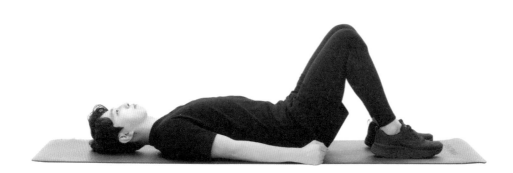

1 仰卧，然后立起双膝。双手握拳，放于臀部两侧地面上。

运动效果：改善骨盆的旋转变形
需要拉伸的部位：骨盆周围肌肉、臀部肌肉

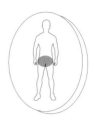

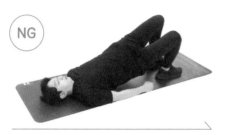

背部和腰部不能抬起来，否则可能会导致竖脊肌过度收缩。运动时充分感受臀部的刺激，而非腰部。

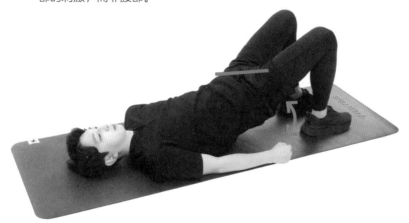

2 臀部用力的同时抬起骨盆。

3 在固定左侧骨盆的情况下，仅右侧骨盆向上抬起，放下。

4 重复10次后，对侧也采用同样的方法进行。

腰部放泡沫轴，腿抬起放下

此项运动有助于缓解收缩的腰部周围肌肉的僵硬，恢复腰部的稳定性。此项运动推荐给腰痛或骨盆活动不便的朋友。

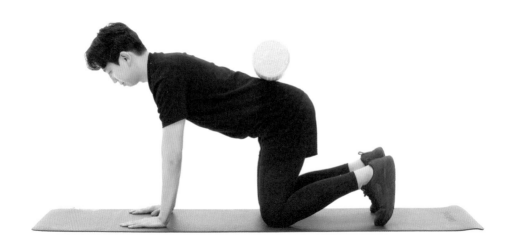

1 双手和双膝触地，跪伏，然后将泡沫轴横放于腰部与骨盆交会处。

运动效果：稳定腰部和骨盆
需要拉伸的部位：腰部和骨盆周围肌肉

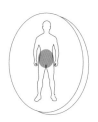

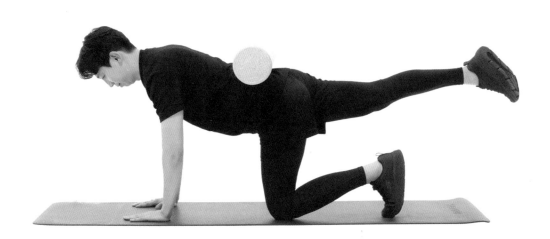

2 左腿髋关节与膝盖保持90度屈曲状态，右腿慢慢向后伸直。

3 进行20次，做2组，对侧也采用同样的方法进行。

 文老师的建议

注意腰部不要过度向前弯。如果难以完成动作，可伸直腿，尝试将其抬高至自己能抬高的高度，而非腰部的高度。

拉伸

缓解**膝盖疼痛、
预防**关节受伤的
零疼痛
膝盖拉伸运动

拉脚背，抬腿

此项运动可以改善大腿内侧肌肉与外侧肌肉的不平衡，缓解膝盖疼痛。膝盖乃至整个腿部的稳定性也会得到提高。

 运动效果：激活股四头肌
需要拉伸的部位：大腿前侧肌肉、髋关节前侧肌肉

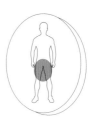

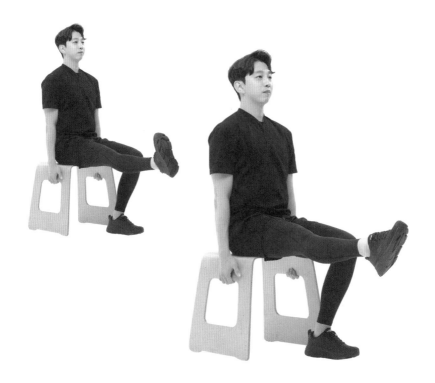

1 坐在椅子上，双手抓住椅子，挺直腰部和骨盆。

2 右腿保持伸直状态，脚背向身体方向回勾，然后右腿慢慢抬起放下，重复10次。

3 右脚踝保持伸直状态，右腿慢慢抬起放下，重复10次。

4 对侧也采用同样的方法进行。

双脚挂上带子，骑空中自行车

随着大腿肌肉交替收缩，膝关节受到的不均衡压力减少，疼痛得到缓解。躯干的稳定性会得到提高，膝盖周围的肌力也会增强。

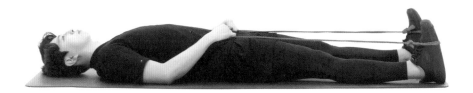

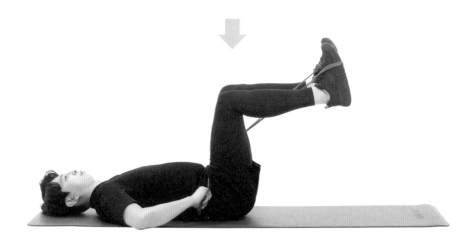

1 在带子两端各做一个环，分别挂于双脚上。双手抓住带子，直接躺下。

2 牵拉带子，双膝屈曲成90度，抓握带子的双手放于骨盆两侧。

运动效果：激活股四头肌和髂腰肌，稳定腰部
需要拉伸的部位：大腿肌肉、髋关节周围肌肉

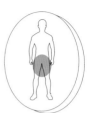

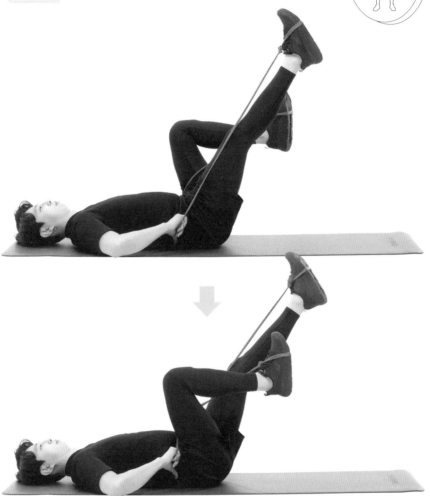

3 将双脚脚踝向身体方向拉，微微向外，然后像
  骑自行车一样，伸膝屈膝。

4 重复30次。

 文老师的建议

腹部用力，避免腰部
和骨盆运动过度。另
外，膝盖不能完全
伸直。

在抬起臀部的状态下抬腿

在躺着的状态下抬起臀部，可以减轻膝盖直接承受的负荷，并逐步强化在站立姿势下可激活的肌肉。

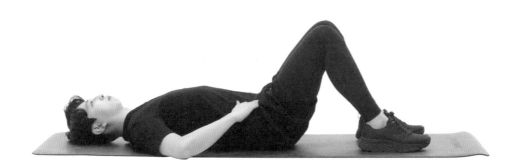

1 仰卧，然后立起双膝。

2 双手伸开，放于骨盆上，向地面方向按压腹部，避免腰部用力。

运动效果：提高膝关节稳定性，增强骨盆抗旋能力
需要拉伸的部位：大腿外侧肌肉、臀部肌肉

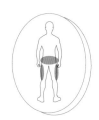

NG

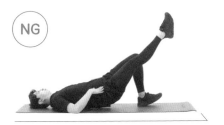

利用臀部肌肉的收缩，避免骨盆向一侧倾斜。

Tip

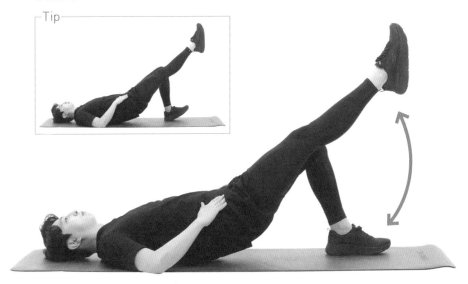

3 利用臀部肌肉的收缩，抬起骨盆，在此状态下，伸直右腿，抬起至左膝高度。

　　Tip 如果很难感受到臀部肌肉的刺激，则可使左脚的脚后跟触地，然后在此状态下做动作。

4 保持骨盆抬起状态，放下右腿，抬起左腿。

5 在骨盆抬起的状态下，交替抬腿，重复20次。

踩着带子左右移动

锻炼控制膝关节的膝盖两侧肌肉，可以提高膝关节的稳定性。通过做此项运动，对屈膝伸膝非常重要的膝关节的活动会变得灵活自如，还可以预防疼痛。

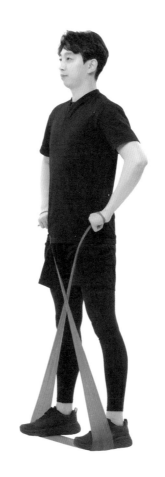

1 将带子横放于地面上，双脚站于其上，分开，与骨盆同宽。

2 双手抓握交叉的带子，然后放于骨盆两侧。

运动效果: 提高膝盖内侧和外侧的稳定性
需要拉伸的部位: 骨盆外侧肌肉、大腿肌肉

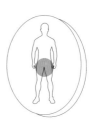

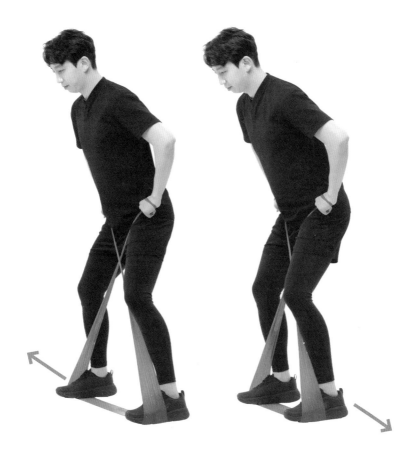

3 膝盖和髋关节屈曲30度左右，然后向左移动
  5步，向右移动5步。
4 做往复动作，进行5组。

 文老师的建议

做动作时，腰部要保
持中立，不要过度前
倾或后仰。

俯卧，用脚背按压泡沫轴

这是在低强度下提高膝关节周围肌肉活性的动作。增强大腿后侧肌肉和腘肌的力量，可以增强整个腿部的力量。

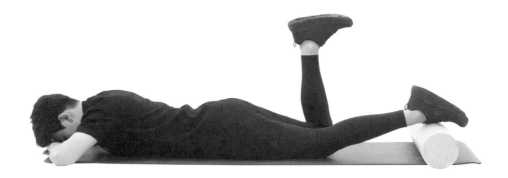

1 俯卧，双手交叠，额头贴于手背。

2 将双脚脚背放于泡沫轴上，右膝屈曲成90度。

运动效果：激活股四头肌、髌腱、腘肌
需要拉伸的部位：大腿后侧肌肉

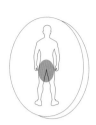

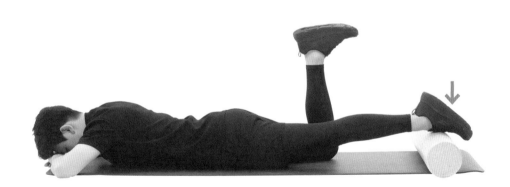

3 用左脚的脚背按压泡沫轴，同时大腿用力，使
　膝盖离地。

4 对侧也采用同样的方法进行，各进行20次，做
　3组。

 文老师的建议

如果腰部疼痛，可以
在小腹处放置靠垫或
枕头后再进行。

抬起一只脚，坐到椅子上再站起来

这是膝关节损伤和疼痛恢复的最后阶段应做的重要动作。单腿负重可以缓慢拉伸肌肉，提高膝关节的稳定性。

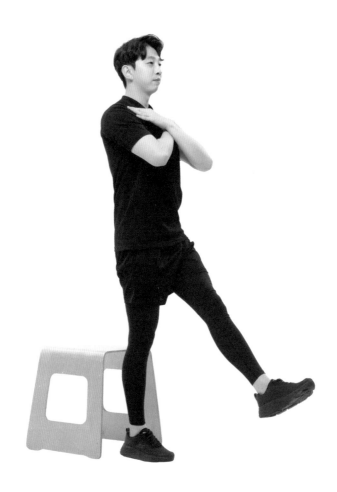

1 身后放椅子，站直。双手交叉放于肩上，抬起左腿。

运动效果：强化股四头肌和髌腱
需要拉伸的部位：膝盖周围肌肉、大腿肌肉

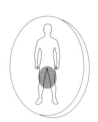

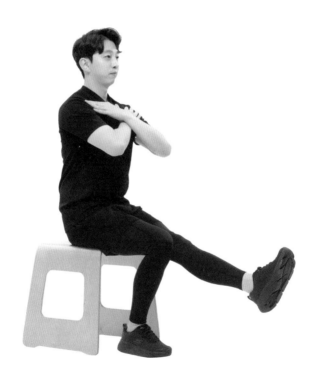

2 利用右腿慢慢坐到椅子上，然后在尽量抑制后
坐力的同时慢慢站起来。

3 保持一定的速度，重复10次后，对侧也采用同
样的方法进行。

 文老师的建议

请注意，坐下时腿部
和臀部要发力，膝盖
不要向内聚拢或向外
张开。如果站起来困
难，请尝试用双脚站
立，仅坐下时用一
只脚。

俯卧，屈膝抬腿

对于坐着时两腿大张、用"八字步"走路、骨盆后倾的朋友来说，这是一项不错的运动。此项运动可以激活臀中肌的内旋功能，并扩大膝关节的活动范围，从而预防膝盖疼痛。

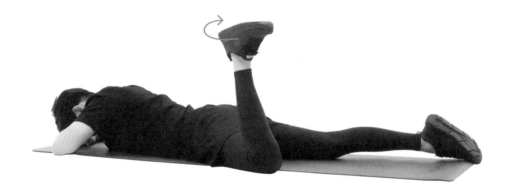

1 俯卧，双手交叠，额头贴于手背。

2 左腿侧开，屈膝，然后脚后跟向身体内侧旋转。

运动效果：强化髂胫束和臀中肌
需要拉伸的部位：膝盖周围肌肉和韧带

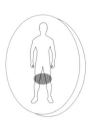

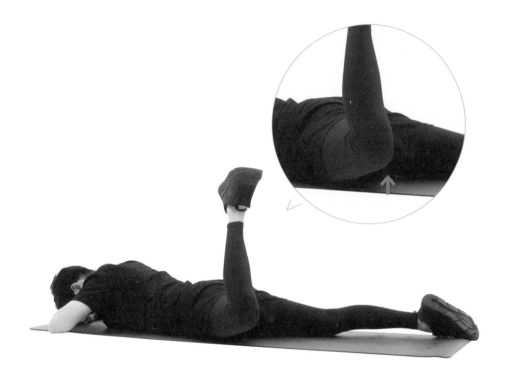

3 左腿向上抬起，坚持3秒。

4 重复10次后，对侧也采用同样的方法进行。

 文老师的建议

如果腰部和髋关节感到不适，请减小活动力度和范围。对于男性来说，其骨盆形态导致髋关节内旋的范围相对较小，因此不要勉强活动。

拉伸

手腕酸痛时

零疼痛
手臂与手腕拉伸运动

握拳，向下压拳

这是一项对缓解手腕腱鞘炎很有帮助的拉伸运动。轻柔拉伸手腕到拇指的肌腱，可以增加对运动的阻力，减轻疼痛，也有助于肌腱向正确的方向重新排列。

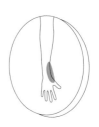

运动效果：恢复拇长展肌、拇短伸肌功能
需要拉伸的部位：拇指到手腕的肌腱

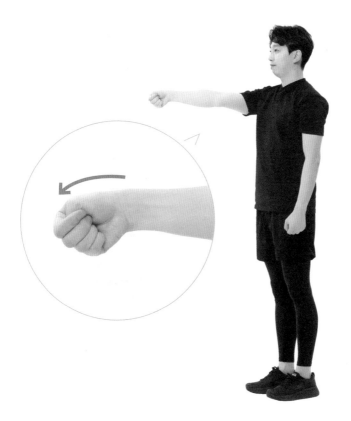

1 拇指朝手掌方向放下，然后握拳。

2 沿小指方向缓缓向下压拳，保持30秒。

3 重复3次后，对侧也采用同样的方法进行。

 文老师的建议

压拳用力过猛或多次重复，可能会加重腱鞘炎症状，所以请尽量轻柔拉伸。

将手指向肚脐方向拉

如果能缓解拇指周围肌肉的僵硬，手腕的活动会变得轻松。此项运动不仅能加强手腕肌力，还能预防手腕疼痛和腱鞘炎。

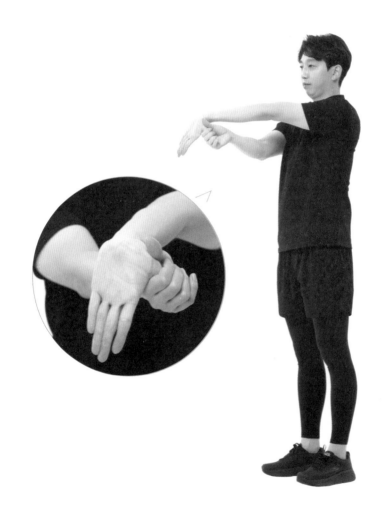

1 以正确姿势站立，左臂向前伸直，手掌朝上。

2 右手握住左手拇指，慢慢向肚脐方向拉，保持10秒。

运动效果：**激活拇短屈肌和拇收肌**
需要拉伸的部位：**大鱼际肌**

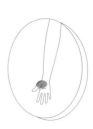

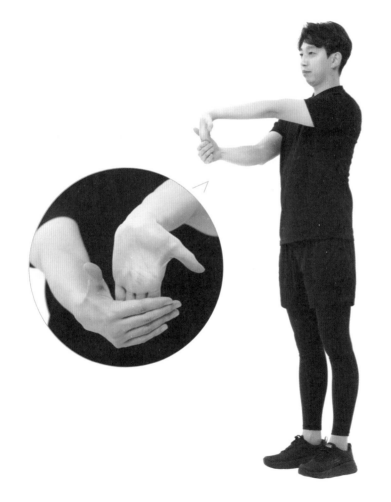

3 用右手握住左手四指，慢慢向肚脐方向拉，保持10秒。

4 重复10次后，对侧也采用同样的方法进行。

拉毛巾，拇指向外侧转动

前臂外旋的动作可以放松旋前圆肌，激活外旋肌肉。此项运动不仅能防止肘部疼痛，还能防止肩部内旋和背部弯曲。

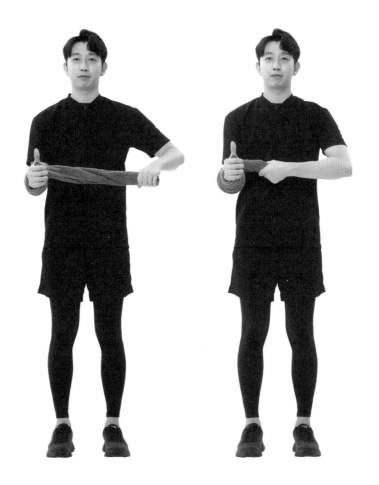

1 右手握住毛巾的一个末端，左手握住毛巾的另一个末端。此时，仅使右手拇指朝上。

2 将左手握住的毛巾由右前臂外侧向内侧紧紧缠绕。

运动效果：**强化旋前圆肌**
需要拉伸的部位：**翻转前臂的肌肉**

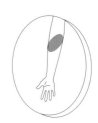

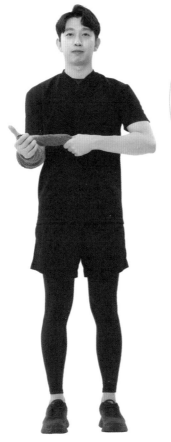

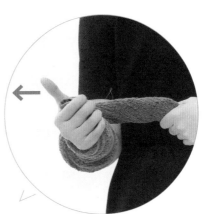

3 左手拉毛巾的同时，右手拇指向相反方向慢慢推。

4 重复10次，做3组后，对侧也采用同样的方法进行。

 文老师的建议

固定好肘部，避免其晃动，肩部也要保持水平。如果此时肩部出现疼痛，请减轻拉毛巾的力度。

屈腕，向上推骨

这是一项恢复手腕正常活动的拉伸运动。此项运动可以使被推开的掌骨回归原位，为狭窄的腕管留出空间，减轻肌腱压力。

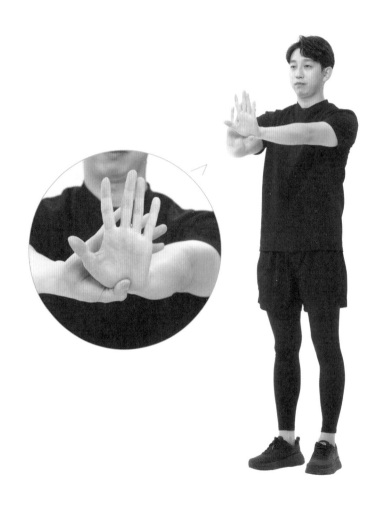

1 以正确姿势站立，左臂向前伸直，手掌朝向正面。

2 向下屈左手腕时，将右手拇指放于左手掌鱼际之间的凹陷处。

运动效果：腕关节结构正常化

需要拉伸的部位：腕关节周围肌肉

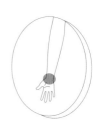

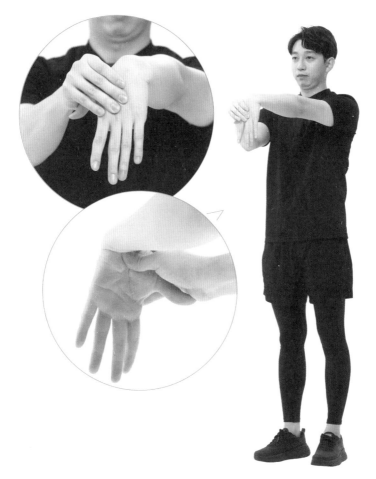

3 用右手四指使左手手指向下，同时右手拇指向
手掌方向推。

4 重复15次后，对侧也采用同样的方法进行。

 文老师的建议

不是以按压而是以向
下推的感觉进行。强
力按压可能会出现疼
痛，请注意。

握拳后屈腕，展开

这是使手腕和手指恢复正常功能的动作。进行手腕和手指的运动，可以恢复前臂肌肉的功能，缓解前臂疼痛。

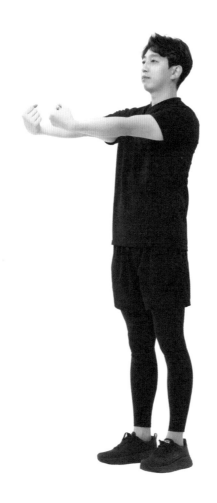

1 以正确姿势站立，手掌朝上，双臂向前伸直。

2 双手握拳后，屈腕向身体方向拉。

运动效果：指屈肌、腕屈肌、手腕、手指功能恢复正常

需要拉伸的部位：前臂肌肉、手背肌肉

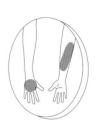

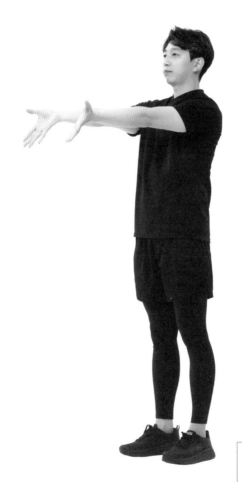

3 双手手掌展开，手指朝下屈手背。

4 重复15次。

 文老师的建议

"握拳→屈腕→展开手掌→伸展手腕"这个顺序很重要，进行时请务必注意。如果运动强度过大，手腕发出响声或者发麻，则应立即停止。

拉伸

小腿拉伤、脚踝疼痛时

零疼痛
小腿与脚踝
拉伸运动

前脚掌触墙，拉伸小腿

这是一项有助于提高踝关节稳定性的拉伸运动。此项运动可强化小腿肌肉，消除行走时脚踝的不稳定性，防止脚踝扭伤。

运动效果：放松腓肠肌
需要拉伸的部位：小腿肌肉

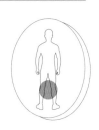

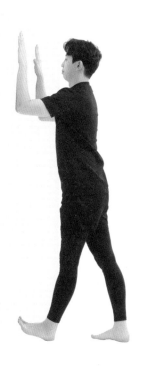
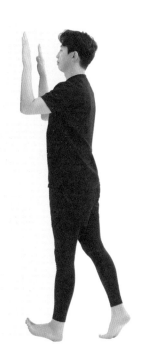

1　面对墙壁站立后，左脚后跟固定于地面，前脚掌触墙。双手手掌至肘部贴于墙壁。

2　用手掌支撑，避免身体晃动，同时右脚后跟尽量抬起。

3　感受小腿肌肉被拉伸的感觉，保持10秒。

4　对侧也采用同样的方法进行。

 文老师的建议

伸直膝盖才能拉伸腓肠肌。比起一开始就勉强拉伸肌肉，慢慢承载体重，坚持拉伸更为重要。

屈膝，抬起脚后跟

此项运动可缓解脚踝疼痛，有助于全身血液循环，还可保持足底、脚踝、小腿肌肉平衡，有助于提高踝关节稳定性。

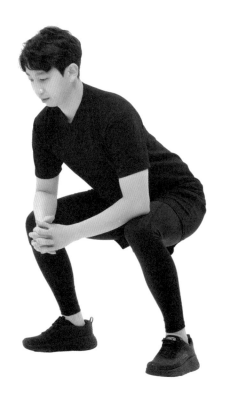

1 双脚分开，宽于肩，站直。

2 慢慢下蹲，直至膝关节屈曲成90度。此时，两肘放于膝盖上，为上半身提供支撑，腰部和骨盆保持中立。

运动效果：**激活比目鱼肌**
需要拉伸的部位：小腿肌肉、足底肌肉

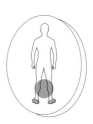

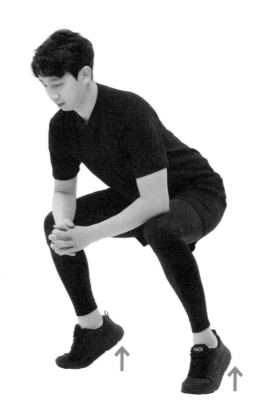

3 双脚前脚掌负重的同时抬起脚后跟。

4 感受小腿肌肉的活性，重复20次。

文老师的建议

如果腰部和膝盖前侧出现疼痛，请减少重复次数，减轻强度。

屈膝，脚向后伸

通过做此项运动，大腿和小腿肌肉被激活，脚踝活动会变得轻松。踝关节的稳定性得到恢复，身体的平衡性也会提高。

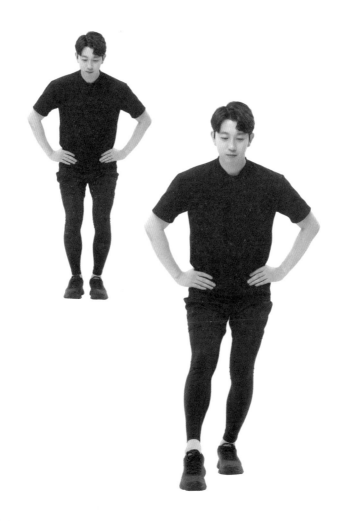

1 双脚分开，与肩同宽站立，膝盖微屈。双手放于骨盆上。

2 右脚脚尖朝12点方向直推后返回。

   Tip 在保持躯干不晃动的情况下，尽量伸直腿。

运动效果：**激活腓肠肌，恢复踝关节稳定性**
需要拉伸的部位：**大腿肌肉、小腿肌肉、脚踝周围肌肉**

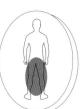

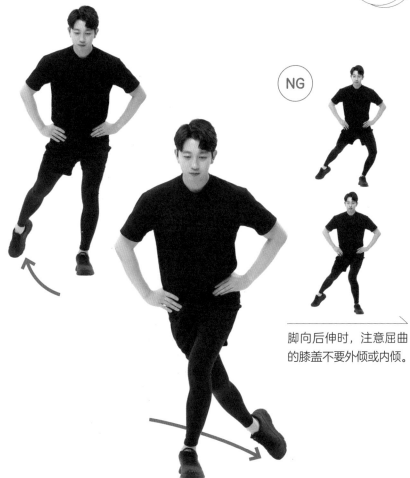

脚向后伸时，注意屈曲
的膝盖不要外倾或内倾。

3 右脚脚尖朝4点方向、8点方向推后返回。

4 右脚脚尖分别朝12点方向、4点方向、8点方向推为一套动作，进行8次，做2组。

5 对侧也采用同样的方法进行。

用大脚趾和小脚趾站立

这是足部核心运动。此项运动可以激活足底肌群，有助于恢复正常足弓，对消除足部疲劳也有益处。

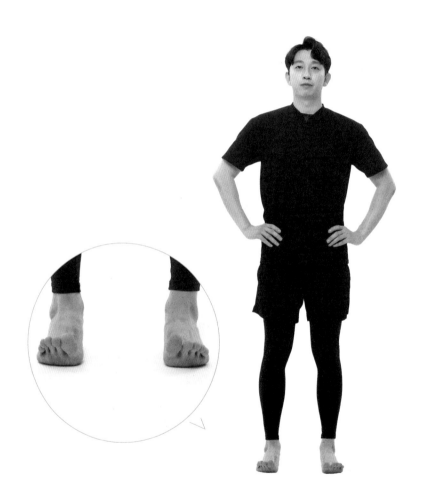

1 双脚分开，与肩同宽站立。

2 双脚脚趾全部抬起，用脚后跟和前脚掌站立。

运动效果：**强化足底肌群**
需要拉伸的部位：**足底肌肉、脚踝周围肌肉**

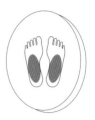

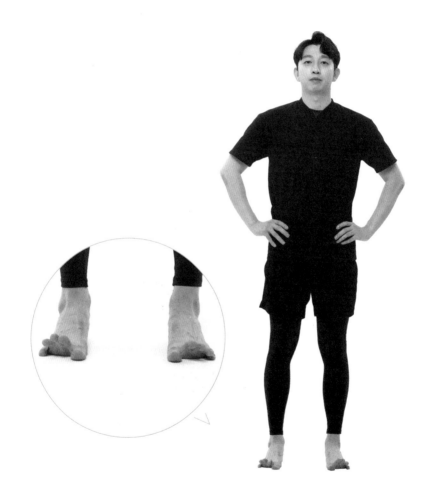

3 先放下双脚大脚趾，接着放下小脚趾。

4 保持脚的形状，坚持10秒。重复5次。

用大脚趾推带子

这是一项拉伸小腿肌肉、提高足底灵活性的运动。此项运动不仅能强化大脚趾，还能强化足底肌肉、小腿肌肉。

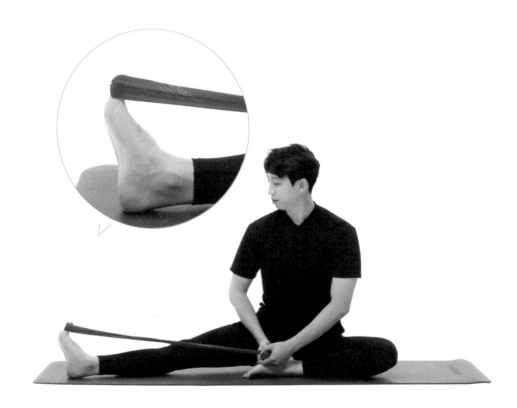

1 右腿伸直而坐。

2 将带子挂在右脚大脚趾上，双手抓住带子。

运动效果：**激活足部拇短屈肌和足底筋膜**
需要拉伸的部位：**小腿肌肉、足底肌肉、大脚趾**

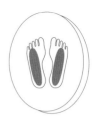

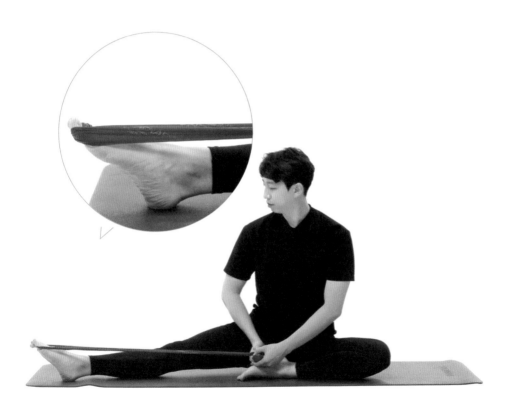

3 在大脚趾不弯曲的状态下直接拉带子。

4 重复10次后，对侧也采用同样的方法进行。

 文老师的建议

以脚趾所能承受的力度保持带子的阻力。

附录

打造终身无痛身体的特别程序
每天5分钟健康配方

摆脱头痛的
健康配方

70页 <u>疼痛按钮3</u> 枕下肌

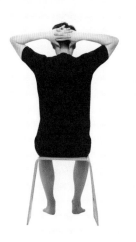

180页 拉低头部，抬起手臂

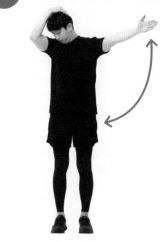

173页 沿下颏拉伸

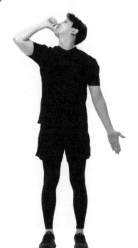

191页 张开手臂，耸肩

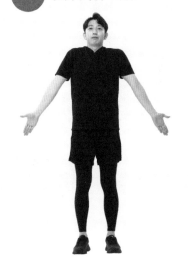

告别驼背、乌龟颈的
健康配方

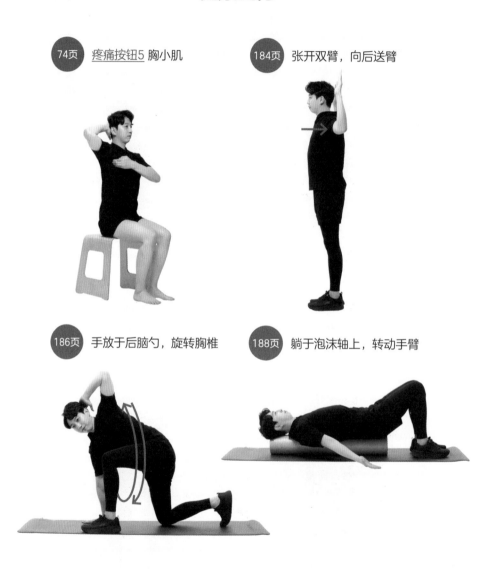

74页 疼痛按钮5 胸小肌

184页 张开双臂，向后送臂

186页 手放于后脑勺，旋转胸椎

188页 躺于泡沫轴上，转动手臂

使脊柱保持正常生理曲线的
健康配方

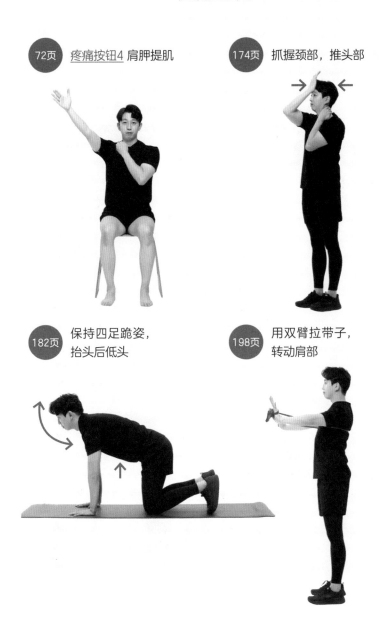

72页 <u>疼痛按钮4</u> 肩胛提肌

174页 抓握颈部，推头部

182页 保持四足跪姿，抬头后低头

198页 用双臂拉带子，转动肩部

可以随意转动肩部的
健康配方

88页 <u>疼痛按钮8</u> 锁骨下肌

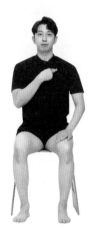

196页 靠于墙壁，拉伸腋下内侧

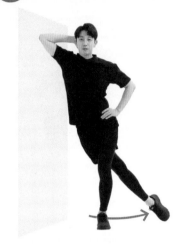

202页 推用带子包裹的肘部，
拉伸肌肉

194页 在身体前后移动带子并拉动

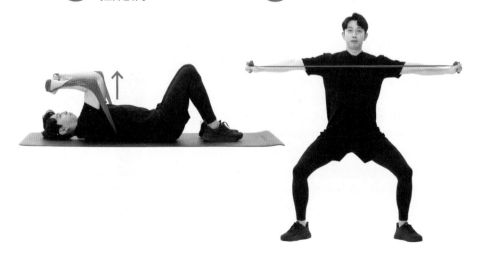

即使坐8小时腰部也毫无问题的
健康配方

106页 <u>疼痛按钮14 腘绳肌</u>

214页 躺下，挂上带子抬腿

208页 躺于地上，抬起臀部

226页 腰部放泡沫轴，腿抬起放下

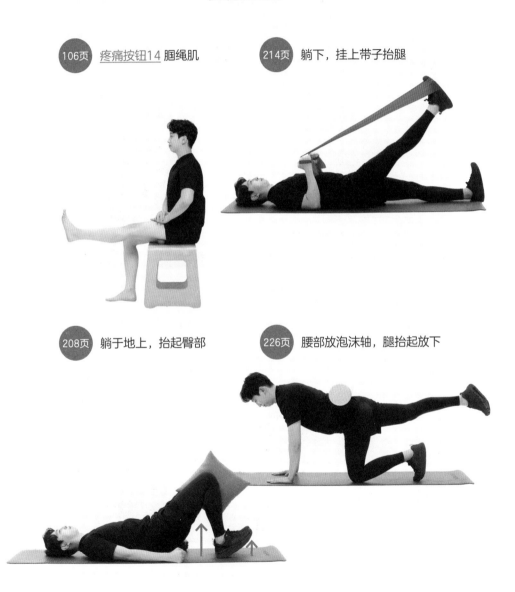

打造无响声、无错位髋关节的
健康配方

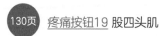 130页 疼痛按钮19 股四头肌

 222页 左右翻双膝

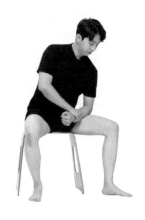

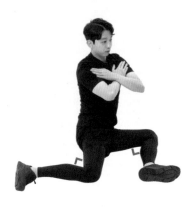

 224页 躺下，抬起一侧骨盆

230页 双脚挂上带子，骑空中自行车

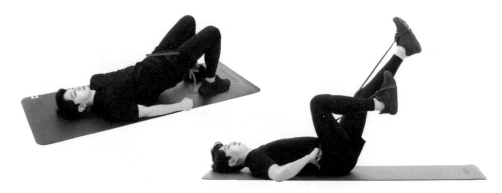

楼梯、上坡路和下坡路均畅行无阻的
膝盖健康配方

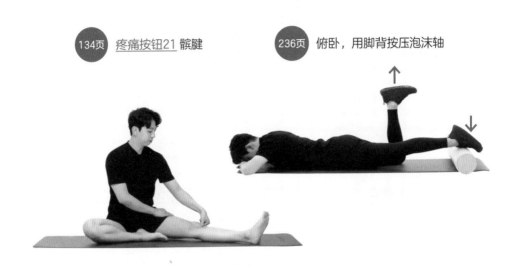

134页 疼痛按钮21 髌腱

236页 俯卧，用脚背按压泡沫轴

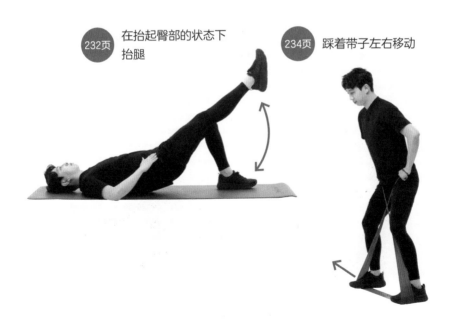

232页 在抬起臀部的状态下抬腿

234页 踩着带子左右移动

打造不摔跤强大脚踝的
健康配方

164页 疼痛按钮29 比目鱼肌

260页 用大脚趾推带子

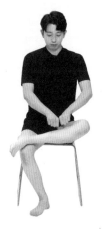

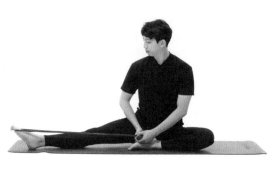

256页 屈膝，脚向后伸

238页 抬起一只脚，坐到椅子上再站起来

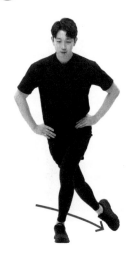

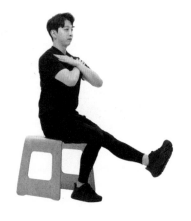

变成新手腕的
健康配方

 152页 疼痛按钮26 指屈肌、腕屈肌

 244页 将手指向肚脐方向拉

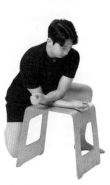

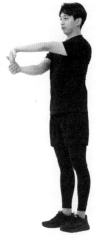

248页 屈腕，向上推骨

250页 握拳后屈腕，展开

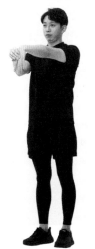

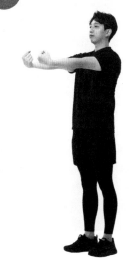